APERÇU

DE LA

THÉORIE MÉDICALE

DES SOMNAMBULES.

Lyon. — Imp. de F. Dumoulin, rue Centrale, 20.

APERÇU

DE LA

THÉORIE MÉDICALE

DES SOMNAMBULES,

PAR

P. F. POULARD,

DE LYON.

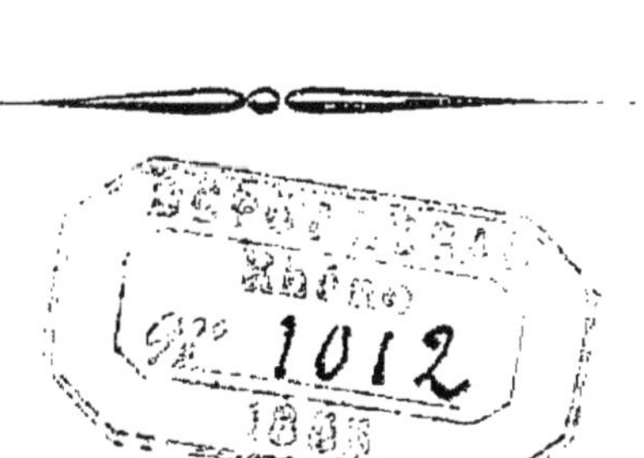

PARIS, LYON.

CHEZ LES PRINCIPAUX LIBRAIRES.

—

1855.

THÉORIE MÉDICALE

DES SOMNAMBULES.

Introduction.

Si l'application des lumières du somnambulisme datait d'hier, nul ne serait assez osé pour en parler aujourd'hui ; mais à présent que le magnétisme et tout ce qui en découle ne peut plus être traité avec tant de mépris nous nous hasardons à produire au grand jour une doctrine simple autant que lumineuse, capable de dissipe les ténèbres si épaisses qui enveloppent l'art de guérir.

Nous ne prétendons pas faire la critique de la médecine en général ni d'aucune des différentes méthodes de traitement en particulier ; toutes ont du bon et très-probablement des choses défectueuses ; ce que nous offrons au public ne doit pas non plus être admis *à priori*, mais veut être pesé, discuté, jugé. Si l'on ne s'est pas promptement engoué de la doctrine homéopathique qui se présentait avec l'autorité de la science, on sera plus circonspect encore à l'endroit de la nôtre ; c'est à la raison, au bon sens que nous nous adressons. Quiconque sait raisonner, quiconque est doué d'un esprit droit et logique aura pour nous des aptitudes suffisantes. Les hommes de science que la prévention n'aveugle pas et qui n'ont point de parti pris systématique ; les médecins eux-mêmes, s'ils ne nous jugent favorablement, verront au moins que nous sommes de bonne foi.

Il n'est rien de si bizarre à première vue, que le temps

et les faits ne finissent par introduire dans les mœurs; le magnétisme en est un exemple, c'est sa bizarrerie même qui l'a sauvé. En effet, pour en imposer aux imaginations, une doctrine nouvelle, qui n'eût été que l'œuvre du charlatanisme, se fût montrée autrement affublée, autrement revêtue; elle se fût montrée sous des dehors plus séduisants et se fût exprimée en termes plus spécieux; elle eût emprunté un peu de l'autorité des sciences modernes; mais au contraire de tout cela, tout était ridicule en elle.

Quoi! venir au xixe siècle nous imposer les mains, nous parler de transmission de fluide vital, de seconde vue mystérieuse, de sciences occultes, de maladies réputées incurables traitées et guéries par des ignorants, des idiots, des personnes complètement illettrées; cela devait faire échouer le navire avant de quitter le port.

La nature ne perd point ainsi ses droits; elle est simple et ingénue comme la vérité; elle ne fit point tant de façon pour se présenter; elle ne se couvrit pas d'oripeaux; elle ne se fit pas annoncer. Repoussée par le plus grand nombre, accueillie par quelques-uns, elle n'en eut pas plus mauvaise grace; accusée, châtiée, condamnée, un instant découragée, elle reprit doucement son œuvre; quand on ne la voulut pas publique, elle s'enferma dans la famille; proscrite chez les petits, elle frappa à la porte des grands; repoussée des académies, elle courut les places et les carrefours.

La nature n'a point d'acception, point d'exclusion; elle s'insinue dans le premier qu'elle trouve; elle l'éclaire, l'émeut et stimule sa curiosité. Demain elle en aura fait un adepte d'une foi inébranlable; la foi, voilà l'arme qu'elle lui donne. Le malheureux ne sait pas discuter;

vous pouvez l'écraser de sarcasmes , lui jeter la boue au visage, le montrer au doigt, le huer, lui faire souffrir toutes les injures ; vous pouvez lui arracher la vie, vous ne lui arracherez pas sa conviction , sa foi.

Des médecins au lit de mort ont confessé le magnétisme; point de croyants au magnétisme ne se sont rétractés.

Mais nous n'avons pas ici à traiter du magnétisme ; assez de gens en ont écrit sans faire avancer beaucoup la question ; il est passé dans les faits , presque dans les mœurs ; il ne le doit qu'à lui-même ; on n'a pu, on ne pouvait lui aider. Mesmer ne l'a pas plus découvert que Puységur. Les prôneurs de Paris et d'Allemagne ne l'ont imposé à personne. Si plus tard (ce qui est supposable), il vient à conjurer les souffrances, les maux de l'humanité, nul ne sera bienvenu à en revendiquer la gloire , et cependant il aura eu ses martyrs.

Deux mots sur les somnambules consultants.

Avant de passer à la théorie ou thérapeutique des sujets magnétisés , nous dirons quelque chose des différences qui existent entre eux, quant à leurs perceptions et à leurs doctrines. La plupart ne sont pas appelés par leur nature à traiter des questions médicales ; ceux-ci n'ont point de doctrine , mais ils sont tout prêts à admettre celle que vous voudrez, si vous êtes médecin , sauf cependant à éliminer, modifier, contrôler, régulariser ; on comprend que ce n'est pas de cette sorte de sujets dont nous voulons parler, mais de ceux qui, au début, ont de l'initiative, de la hardiesse et tranchent vivement les difficultés les plus grandes, qui apprécient avec une justesse infinie ce qui demeure de ressources chez un malade que l'on tient désespéré, qui s'en chargent ou ne s'en chargent pas, qui pèsent la gravité du cas, l'âge, le temps depuis lequel le mal existe, la malignité des causes qui l'ont entretenu, le mal excédant produit dans l'économie par les remèdes imprudemment administrés , enfin ce qui reste de forces médicatrices et de chances de succès.

Ces médecins naturels sont assez rares ; cependant il en existe, on peut dire au-delà des besoins; ils ne sont pas fantaisistes, et leur dévoûment n'a pas besoin d'être stimulé par l'intérêt ; ils mettent à combattre les maladies une sorte de passion, d'acharnement, et leur cœur est ouvert à la pitié; ils plaignent les malades; ils n'en repoussent aucun, quels que soient leurs infirmités et les dégoûts qu'ils en doivent éprouver; ils pleurent de douleur quand il leur est présenté des cas qui les réduisent à l'impuissance.

Ils s'assurent promptement de la docilité des malades et leur en font un devoir impérieux. Partout où cette qualité ne se rencontre pas, ils ne se prêtent que conditionnellement et cessent leurs soins dès que leurs tristes prévisions se sont réalisées.

Ils savent approprier leurs traitements et se ployer aux nécessités, aux temps, à l'âge , à la délicatesse des tempéraments, aux ressources pécuniaires, à l'obligation du travail, etc. ; ce sont ces qualités qui distinguent les bons somnambules-médecins : nous les avons trouvées chez une fille dont les facultés mentales avaient été effacées par l'épilepsie jusqu'à l'aberration, l'idiotisme.

Ce que nous nous proposons de présenter au public, c'est la doctrine médicale dont la nature se complut à doter cette misérable femme; et nous, qui avons assisté douze ans à toutes ses consultations, aujourd'hui qu'elle n'est plus, nous croirions avoir rêvé pendant douze ans, si nous ne rencontrions encore à chaque instant des gens qu'un sentiment indéfinissable de gratitude fait arrêter devant nous pour nous dire : vous l'avez donc perdue.

De même que, lorsqu'on voit un ouvrier exécuter aisément un ouvrage, il semble qu'il n'y aurait qu'à s'y mettre pour le faire comme lui, de même il semblait, à voir et à entendre cette fille, que rien ne fût plus simple que de traiter et de guérir les malades ; en effet, quand elle avait expliqué les causes de l'affection de la personne qui la consultait, qu'elle en déduisait les conséquences visibles, appréciables, on était tout étonné de n'avoir pas eu ces idées avant elle, puis encore après la médication prescrite.

Les malades eux-mêmes ne conservaient point de doutes sur les salutaires effets des remèdes qu'ils allaient prendre, si l'on peut appeler remèdes, des feuilles, des fleurs, des racines amalgamées, toutes connues et toutes inoffensives. Au lieu de craindre, ils se seraient plutôt demandé si tout cela n'allait rien produire autre que des effets insignifiants.

Il est une sorte de prescience instinctive chez les bons somnambules-médecins, qui leur fait préjuger à l'avance les résultats de leurs remèdes et les changements qui s'opèreront dans les symptômes des maladies, les souffrances différentes qui en seront nécessairement les suites et qui pourraient faire croire à une aggravation du mal, au moins étonner, inquiéter beaucoup les malades ; ils le pressentent et en avertissent ; il est rare qu'ils y manquent ; d'où il suit, pour ceux qui se soumettent à leur traitement, plutôt un bien qu'un mal ; leur sécurité devient d'autant plus grande que la prévision du somnambule n'est pas en défaut : ainsi, d'une éruption, d'une accès de fièvre, d'une insomnie de quelques nuits, d'une disposition nerveuse, d'une irritabilité contre-nature, enfin de quelques évacuations sanguines ou bilieuses, etc.

Entre autres diverses particularités que l'on remarque chez ces êtres spéciaux si dignes d'intérêt, se trouve l'aptitude analogue à celle de ces paysans qu'on appelle *rebouteurs* et que la Providence, quoi qu'on en dise, semble avoir disséminés dans les campagnes pour subvenir aux mille accidents plus ou moins graves qui arrivent, comme entorses, foulures, luxations et même des cas de brisures de membres qui paraissent n'être que du ressort des chirurgiens praticiens.

Ils opèrent très-promptement, très-adroitement; mais ne leur demandez pas pourquoi de cette façon plutôt que d'une autre, et quels sont les os, muscles qu'ils ont à remettre; ils n'en savent rien. Chez eux cela est machinal, instinctif.

Classification des maladies.

Bien que les somnambules ne reconnaissent qu'une seule cause générale à toutes les maladies, ils distinguent néanmoins des maux de plusieurs natures, parce qu'il y a des prédispositions naturelles, ce qu'on explique mieux par le mot tempérament; c'est la nature des humeurs qui forme le tempérament, et c'est toujours et ne peut être que par l'excédance de celles-ci que la santé devient chancelante.

Comme causes accessoires ou déterminantes à cette cause générale, ils en reconnaissent une foule, autant que de circonstances pouvant modifier le tempérament : l'humidité des lieux qu'on habite ou qu'on a habités;

la nourriture malsaine, la constipation habituelle, les remèdes appliqués dans l'enfance, tendant à faire disparaître les accidents humoraux qui affectent la peau, ce qui blesse souvent la vanité des mères ; les maladies cutanées, mal traitées et qui se montrent habituellement dans le cours de l'existence sous des formes qui ne permettent plus aux médecins ordinaires de les reconnaître, ce qui rend incurables les maux auxquels ils donnent lieu ; les épanchements laiteux qui agissent si violemment sur les nerfs chez les femmes qui en sont victimes, que beaucoup d'entre elles en perdent la raison ; les mauvais soins, avant, pendant et après les accouchements, qui sont considérés comme causes déterminantes de presque toutes les maladies de l'utérus, hystérie ou maux nerveux chez le sexe.

L'effort constant de la médication des bons somnambules est de rétablir l'harmonie entre les différentes humeurs et le sang ; ils ne font des cures qu'en visant à ce but et en y arrivant ; ils ne s'en laissent jamais détourner par les idées souvent contraires des malades ; ils font tout rapporter à cela, et jamais nous n'avons vu admettre par eux que la trop grande abondance de sang pût devenir une cause de maladie, si rien ne gêne son action et son mouvement, si rien n'altère sa pureté ; aussi s'en montrent-ils avares : « c'est un liquide « précieux, disent-ils ; gardons-nous d'y toucher et de « le répandre ; ne faisons rien qui puisse lui nuire ou « diminuer sa chaleur et son énergie, car il est le véhi- « cule de la vie. »

Il semble, d'après cela, que pour guérir toutes les maladies, il ne faille que purger ; que le séné, la rhubarbe et la manne doivent suffire à tous les besoins ; non ;

leurs remèdes sont plus circonspects que cela, surtout quand il s'agit d'affections organiques; toutefois, on peut dire qu'ils sont toujours à la fois évacuants, dépuratifs et toniques, dans des proportions quelconques, et c'est dans ces proportions que consistent les grands secrets qu'il ne sera peut-être jamais donné à l'art d'atteindre; car il faut savoir à quel degré les organes sont compromis, pour toucher juste; il faudrait savoir le poids, la quantité et la qualité des humeurs sur lesquelles on se propose d'agir, leur mélange, le lieu qui les renferme, ce qui n'est pas toujours bien facile, et cependant toujours très-important.

Nous allons entreprendre de faire quelques classements; mais de même que, dans la nature, chaque genre correspond à l'autre par quelques points, nous ne pourrons pas faire des divisions finies et absolument circonscrites; au contraire, pour la plus grande intelligence des lecteurs, nous tâcherons de faire distinguer les rapports qui lient essentiellement les causes premières et déterminantes, et ce qui leur a donné lieu de produire une maladie présentant telle forme plutôt que telle autre que la même cause aurait pu lui faire prendre également dans tel cas donné. Nous ferons notre possible pour éviter les confusions et être clair et précis.

Des rhumatismes.

Les somnambules dont nous entreprenons de décrire la doctrine médicale donnent ce nom à presque toutes les maladies, et, en ce sens, ils sont conséquents avec eux-mêmes, car ils ne reconnaissent qu'une cause générale donnant lieu à presque toutes les maladies. Le rhumatisme ne prend donc dans leur idée un nom particulier que par la raison de sa forme et du lieu qu'il a envahi : ainsi, ce qui est aujourd'hui une maladie des reins et de la vessie causée par des matières calcaires qui obstruent ces voies, fut, avant que ces matières bilieuses se fussent desséchées (ce qui n'est que le résultat des astringents imprudemment administrés), un rhumatisme bilieux ; or, c'est aujourd'hui une obstruction des reins et de la vessie, et demain ce pourra être une hydropisie.

Dans la pléthore humorale, à quelque espèce que les humeurs appartiennent, et quand il n'y a encore d'autres symptômes que de la plénitude, de l'oppression, des lassitudes, des pesanteurs, des fatigues passagères de la tête, de légers étourdissements ou des dispositions à dormir après les repas ; eh bien ! dans ces cas, le somnambule accuse un état rhumatismal organique, et il a raison ; il aura également raison demain lorsque cette même pléthore humorale aura frappé, soit d'une apoplexie, soit d'une paralysie, etc. Pour lui, la cause sera la même dans le premier cas que dans le second, et les remèdes aussi.

Les maladies lymphatiques sont également pour eux des rhumatismes humoraux qu'ils appellent *froids ;* ils les distinguent par ces expressions plus ou moins recevables d'*humides* ou de *vicieux*, selon que les sujets les ont contractés par le séjour dans l'humidité ou qu'ils en sont victimes par un vice héréditaire du sang, ce qui apporte une différence notable dans le traitement. (MM. les médecins concevront aisément ceci, puisqu'il est des scrofuleux chez qui le sang n'est pas rare, mais visqueux, noir, évidemment vicié, défauts difficiles à modifier, pour ne pas dire impossibles ; ils savent aussi que quand, par une cause ou par une autre, le sang acquiert ces qualités chez les adultes d'un certain âge, la constitution, plus vigoureuse, ne pouvant se prêter à cette fantaisie de la nature chez les jeunes sujets, ils deviennent goutteux.)

La goutte est aussi un rhumatisme dans le sens des somnambules; ils l'appellent sanguin ou séreux; ils croient que ces cruelles douleurs articulaires sont provoquées par du sérum, eaux jaunes qui se séparent du sang après la coagulation de sa partie colorante; ils attribuent à cette espèce d'humeur une certaine âcreté corrodante capable de dilater et de faire enfler les os des jointures, même d'oxider le métal.

Ils nomment également rhumatismes les engorgements, les indurations qui dégénèrent en cancers, les tumeurs blanches, les dépôts, les fistules, les ulcères bénins, les plaies, etc., et les traitent de la même manière, sauf à se ployer, pour leur soin extérieur, aux particularités qu'ils exigent : ainsi, pour les coups, chutes, contusions, blessures chez les individus où les humeurs abondent, ils s'empressent de nettoyer, évacuer, parce que, disent-ils, les humeurs s'infiltrent vite où une douleur vive se fait sentir, et une fois logées là, les maux qui en résultent sont longs à guérir, quand ils ne deviennent pas incurables.

Comme on le voit, l'idée des humeurs ne laisse plus à leur jugement d'autre choix, et à leur nomenclature d'autres termes, sinon leur qualité première qui vient de la nature du tempérament, tel que bilieux, glaireux, lymphatique, humide, etc.

Il est, parmi les appellations diverses consacrées par la science, le *rhumatisme nerveux* que n'admettent pas nos somnambules; ils prétendent qu'il ne peut point y avoir de rhumatismes nerveux, mais des humeurs rhumatismales de nature plus fermentescible que d'autres, lesquelles ont plus de puissance pour tourmenter le système nerveux. Cette qualité fermentescible vient de leur mélange dégageant des gaz qui, disent-ils, infectent et vicient le fluide nerveux. C'est donc à ces humeurs qu'il faut s'en prendre plutôt que de traiter les nerfs eux-mêmes, qui ne souffriraient pas sans causes; ainsi, au lieu d'indiquer l'éther et la valériane, les grands bains et les saignées dans ce cas, ils veulent chasser ces humeurs, ce qui revient à leur mode général de traitement.

On conçoit peu comment ils peuvent justifier la prétention de pouvoir ôter toutes les humeurs, et ne se servir pour cela que des voies naturelles; mais si peu que l'on réfléchisse à la disposition du corps animal, on verra que la nature n'a pratiqué ces voies qu'à cet effet. Il devrait au contraire paraître plus étrange qu'on n'ait pas assez l'habitude de s'en servir. Nous entrerons, du reste, à l'égard d'une faculté secrète des intestins,.dans d'autres détails quand il en sera temps, pour faire comprendre comment, puisque les humeurs peuvent faire irruption sur les membres et se transporter vers toutes les parties du corps, elles peuvent aussi être appelées dans le voisinage des intestins et y être absorbées pour être chassées au-dehors. Nous avons quelque raison de croire que cette question est un point culminant en médecine, et que l'on a beaucoup perdu jusqu'à présent pour ne pas l'avoir comprise. Les chirurgiens eux-mêmes émettent souvent ce doute, que si la médecine propre était mieux faite, il se présenterait beaucoup moins de cas de chirurgie.

Des affections vénériennes.

Si nous ne suivons pas la méthode habituelle, c'est qu'ici l'ordre est presque impossible et qu'il importe, pour la plus grande clarté de cette nouvelle doctrine, d'entrer d'abord dans la masse des faits pour en démontrer la cohésion, l'enchaînement. Ainsi les affections vénériennes n'entrent dans cette division que par le cas qu'on en fait dans la médecine ordinaire, et non pour celui que nous en faisons nous-même ; voici, du reste, l'opinion des somnambules touchant ces maladies, dont ils ne se préoccupent jamais sérieusement ; il y a chez les sujets une prédisposition rhumatismale latente, et ces humeurs se précipitent vers les organes génitaux (à l'occasion du contact amoureux) qui se trouvent engorgés ; d'où résultent les accidents simples quand ces humeurs ne sont point trop mêlées de bile, comme les engorgements des aines ou bubons, comme les blennorrhées ; mais lorsque la masse des humeurs est bilieuse, quand avec cela le sang est déjà vicié par quelques maladies cutanées et dartreuses qui n'ont pas été bien soignées, alors l'affection est plus fâcheuse ; il y a ce qu'on appelle un virus vénérien qui sé manifeste par des ulcérations chancreuses, des végétations, des pustules et autres accidents malins.

Mais, à tort ou à raison, ils n'admettent pas de transmission, d'absorption de virus.

Si l'on considère que cette prétendue transmission laisse toujours beaucoup de doutes dans l'esprit des meilleurs médecins, qu'ils ne conçoivent pas comment une femme qui ne paraît être affectée que d'une manière, transmet néanmoins des maux différents, point, peu ou beaucoup, on conviendra qu'il est difficile de se prononcer d'une manière absolue sur cet objet.

Quoi qu'il en soit, c'est toujours la prédisposition que traitent les somnambules, sans se soucier de l'accident qui en a été la suite, et les symptômes vénériens proprement dits disparaissent comme à l'envi. Nous croyons, nous, que cette facilité avec laquelle ils réduisent les apparences purement vénériennes cause dans leur esprit cette erreur que l'on remarque ici; car il est évident que s'ils ont raison pour un certain nombre de cas, ils n'en est pas toujours de même, et que les affections vénériennes se contractent; ainsi ils disent quelquefois à leur malade : « Vous n'avez pas toujours été bien prudent et « bien réservé; cela vous a beaucoup nui; vous avez « pris quelques apparences vénériennes pour des maux « véritables; elles se sont aggravées par ce que vous « avez cru devoir faire pour y mettre fin, pendant « qu'elles n'étaient rien en elles-mêmes, sauf à vite « purger les humeurs latentes. »

Que de fois nous avons vu des affections vénériennes chez des personnes nouvellement mariées, et saines en apparence auparavant, qui, le moral dans un désordre extrême, s'accusaient mutuellement et désolaient ainsi leurs familles. « Pauvres enfants, disait le somnambule : « vous vous accusez, et vous ne voyez pas que ce qui « vous arrive est tout naturel. Ce sont vos propres hu- « meurs qui se sont précipitées là. Chassez-les en, pur- « gez-vous comme il convient, et vous recouvrerez la « paix et le bonheur. »

A d'autres, qui accusaient de jeunes filles qui n'a- vaient de torts envers eux que de s'être livrées avec trop de passion ou de larmes, chez qui la pudeur révoltée avait déterminé cette invasion humorale, et qui, dans le principe, sauf ces humeurs latentes, étaient pures et vierges.

« Quoi! disait le somnambule, vous séduisez de jeunes
« personnes qui ont, avant de s'abandonner, souffert de
« mille combats, dans leurs scrupules, avec leur devoir,
« avec leur pudeur naturelle, avec leur propre dignité,
« et qui ont mis leur âme en jeu. Vous voulez que tous
« ces bouleversements intérieurs qui font si facilement
« monter le rouge au front ne remue pas les humeurs?
« Vous! hommes grossiers et sensuels, ne comprendrez-
« vous jamais la grandeur du sacrifice que vous font les
« jeunes femmes que les misères sociales et humaines
« forcent à se donner illicitement. »

Les médecins eux-mêmes savent-ils bien les causes de ces grandes perturbations soudaines, qui frappent d'apoplexie, de paralysie, et quelquefois de mort?

Ces dérangements radicaux dans l'économie animale, ces renversements subits des lois de la vie qui surprennent des gens qui, l'instant auparavant, se croyaient en bonne santé, ces bizarres phénomènes que les autopsies n'expliquent pas toujours, sont de nature à faire hésiter quand il s'agit de décider absolument sur de semblables questions. A quelle cause attribuer le fait cité et affirmé par Malebranche, d'une jeune fille qui contracta mal à un pied, pour avoir vu pratiquer une saignée du pied à un roi d'Angleterre, et fut quinze jours sans pouvoir reprendre son service auprès de l'auguste personnage, et plusieurs autres faits du même genre rapportés par le même auteur, quand il veut démontrer les effets de l'imagination?

Que de causes morbides sont encore aujourd'hui inconnues on très-mal expliquées , à commencer par les épidémies, les maladies des végétaux , celles habituelles à l'enfance, et auxquelles peu échappent. A-t-on bien défini celles de l'épilepsie, de l'hydrophobie, etc.? est-ce que tout cela n'est pas encore enveloppé de mystères et de ténèbres. Toutes ces raisons ne sont-elles pas capables de nous obliger à nous tenir en garde contre nous-mêmes lorsqu'il est question de semblables décisions.

Il est au moins probable que quelques maladies vénériennes sont contractées par transmission ou inoculation, cela est pour nous indubitable ; mais que l'on convienne aussi que l'on qualifie de ce nom beaucoup d'accidents qui ne le méritent pas ; car il tombe sous les sens que si l'on oblige à cohabiter ensemble une jeune fille blonde, frêle, au sang clair et léger, avec un homme au sang âcre, ardent, bilieux, d'un tempérament robuste, quelle que soit leur santé réciproque, au bout d'un mois , ils montreront tous deux des symptômes dits vénériens qui les étonneront désagréablement, et les obligeront à faire des remèdes *ad hoc*, et il n'est pas besoin de si grandes disproportions d'humeurs et de tempéraments pour voir saillir ces phénomènes.

D'autres disproportions physiques que l'on devinera aisément peuvent donner lieu à des affections de même nature. Des excoriations peuvent amener des accidents inflammatoires qui donneront à ces parties toutes sortes de mauvaises apparences ; le médecin prendra facilement le change, puis les grands bains et les émollients achèveront d'amener là un grave désordre.

La sagacité d'un somnambule n'est pas de trop pour le discernement de la vérité dans ce cas. Il faudrait celle d'un ange.

Que deviennent aussi de jeunes époux qui se croient atteints de semblables maladies? Ce mal rongeur qu'ils croient dorénavant attaché à leur être et dont on dit qu'on ne peut jamais se délivrer entièrement, leur suggère de noires réflexions, de sombres désespoirs, des accusations sans cesse renaissantes. Le dépit, les menaces, la colère, ce trouble enfin n'apporte-t-il pas son contingent à la maladie présente? Qui ignore que de tels ennuis peuvent aggraver les maux ?

Chez les prostituées, combien de causes d'un autre genre peuvent concourir aux mêmes effets, puisque les égards, les ménagements, les soins, ne mettent pas toujours des époux à l'abri de ces terribles accidents !

Enfin, les somnambules ne voient en tout cela que des engorgements humoraux, que leur pratique dissipe promptement sans le secours des moyens ordinaires; s'ils indiquent quelques injections, quelques lotions, ils se gardent bien de les faire émollientes; puis leurs explications, qui font comme toucher au doigt les motifs vrais des souffrances passagères dont on se plaint, calment à l'avance les craintes, tranquillisent les esprits et les cœurs, rétablissent l'harmonie, et déjà sans y avoir touché, les symptômes tout à l'heure si effrayants ont diminué de moitié leur intensité.

Des Fièvres en général.

Si l'on voulait diviser toutes les sortes de fièvres, on arriverait à la confusion ; les somnambules n'en distinguent qu'autant qu'il y a de caractères particuliers de tempérament, savoir : le sanguin, le bilieux, le glaireux et l'humide. Il se manifeste des fièvres inflammatoires dans les deux premiers, et des fièvres d'accès dans les deux derniers; mais dans l'un ou l'autre cas, la fièvre n'est jamais considérée par eux que comme *effet* résultant de causes que *seules* il faut traiter. Ainsi, à tort ou à raison, ils se rient de l'emploi du quinquina et de la quinine dans les fièvres. Débarrasser les causes c'est tout, la fièvre cesse alors naturellement; c'est aussi ce que nous avons toujours vu dans les fièvres de Bresse qui sont le résultat d'humeurs et d'humidités toujours faciles à débarrasser.

Les fièvres dites typhoïdes n'appartiennent pas au même genre d'humeurs; elles sont dues à la fermentation de ces dernières; mais comme elles sont chaudes et âcres, leur action donne lieu à des inflammations dangereuses, affectent la tête et fatiguent beaucoup les malades. Les somnambules les appellent fièvres d'humeurs chaudes tout simplement, et les traitent avec beaucoup de circonspection; ils veulent les revoir plus souvent, et semblent obligés de suivre pas à pas les divers changements qui s'y opèrent. Ils rejettent généralement comme nuisibles toutes boissons et tous remèdes rafraîchissants, émollients, astringents; ils purgent avec des substances chaudes et sudorifiques, par lavements surtout; les boissons ont le même caractère, mais sont plus légères. Ils voient avec plaisir poindre une irruption à la peau, bien que la fièvre en soit aggravée pendant quelques jours, le mieux ne manque jamais de survenir ensuite; pour cela il ne faut pas laisser les malades se découvrir, et prendre soin de les renfermer pour renouveler l'air de la chambre. La diète doit être de même nature que les remèdes, chaude et légère, en un mot, ils se conduisent dans le traitement de cette maladie comme on doit le faire dans la petite vérole, sauf qu'ils ne purgent pas dans cette dernière.

Des fièvres muqueuses.

Encore une fois ceci est à leur sens une fièvre humorale, et on le leur accordera sans peine ; cependant ce n'est pas sans précautions qu'ils abordent le traitement de cette sorte de maladie ; comme elle sévit plus ordinairement sur de jeunes sujets auxquels il est toujours difficile de faire exécuter ponctuellement les remèdes , ils prennent toutes sortes de biais pour vaincre la répugnance naturelle des malades.

Ils mêlent de légers dépuratifs à des purgatifs doux qu'ils administrent tant en lavement qu'en sirop ; ils font tenir chaudement et veiller avec beaucoup d'assiduité ; ils ne veulent pas qu'on ait trop de hâte d'en finir. « C'est, « disent-ils, une maladie dont il faut savoir tirer parti « pour l'avenir des malades. Elle peut avoir des suites « très-fâcheuses si l'on n'y prend garde, compromettre « les organes des sens, laisser des dispositions à la pul- « monie, et donner lieu à des accidents qui dégénèrent « en des maux lymphatiques, des engorgements, des « tumeurs blanches, etc., nuire au développement des « viscères, étioler le corps. Les réfrigérants qu'on croit « quelquefois devoir administrer dans cette fièvre sont « toujours très-nuisibles, parce qu'ils coagulent les hu- « meurs qu'il faut au contraire dissoudre et évacuer au- « tant que la force et l'âge le permettent. Enfin on peut « commettre beaucoup de fautes dans le traitement de « cette maladie, si l'on n'est pas bien fixé sur sa cause gé- « nérale et si l'on craint de trop réagir sur les humeurs, « si l'on tire du sang surtout. »

Des fièvres éruptives.

Nous dirons peu de chose touchant les fièvres éruptives ; tout le monde sait les soigner, et les médecins se conforment dans leur traitement au simple bon sens vulgaire, qui consiste à tenir chaud et à donner à boire chaud et un peu nourrissant. Cependant les somnambules veulent qu'on facilite la sortie du virus par des moyens médicaux qui sont la boisson de scorconère aromatisée, et blanchie d'un peu de lait pour les enfants.

Dans la petite vérole discrète, et dans les cas de variole confluente ils ne purgent pas, eux qui sont si empressés pour les purgations dans la plupart des maladies ; ils se gardent bien de causer le moindre ébranlement aux humeurs, seulement ils l'eussent bien voulu faire avant, et ne manquent jamais de le faire après.

Nous dirons quand nous publierons la thérapeutique pratique ce qu'ils entendent par purger, ce qui n'est pas la même chose que ce qu'on croirait tout d'abord, en entendant répéter si souvent le mot purgation.

Dans la rougeole c'est une autre sorte d'humeurs qui est en jeu, de même que dans la fièvre scarlatine, dans la miliaire, ou quand ce sont des aphthes qui se manifestent ; chacun de ces cas demande un soin et des remèdes particuliers. Les dépuratifs très légèrement laxatifs qu'on peut donner avec du lait conviennent dans tous ces cas, sauf à savoir y mélanger les substances dépuratives convenables aux âges et à la nature des humeurs sur lesquelles on doit agir, et les doses justement proportionnées. Il faut une grande sagesse pour toutes ces choses. Dans le premier âge et pendant l'allaitement, il est heureux d'avoir à faire aux mères, parce que se ployant mieux aux exigences du traitement, elles se soumettent elles-mêmes à prendre quelques remèdes qui aident puissamment à la réussite. Nous avons vu des traitements sérieux faits aux nourrices, traitements que le cas devait rendre très-purgatifs, que l'on aurait cru devoir tarir le lait immédiatement, nous avons vu ces traitements, disons-nous, opérer très-heureusement au contraire, au plus grand avantage des nourrissons, ce qui n'est pas peu digne de remarque. Ce genre de faits est assez constant.

Des Fièvres chaudes.

Toutes les fois qu'un vice quelconque est entré dans la constitution du sang, quand celui-ci est abondant et caractérise le tempérament particulier, et que ce vice est assez puissant pour y jeter de la fermentation, on peut s'attendre à cette maladie. Mais bien que le sang soit prédominant, il y a néanmoins des humeurs répandues par-ci, par-là, et qui sont de même nature que l'essence mêlée au sang. Il est facile de concevoir alors qu'en les éliminant on ôtera de l'intensité au mal ; le traitement qui tendra à dépurer et adoucir les acrimonies du sang en même temps qu'à purger, convient donc aussi dans ces sortes de fièvres ; seulement il faut savoir mélanger des substances susceptibles d'empêcher que les remèdes principaux n'irritent ; ce qu'on obtient, nous ne disons pas aisément, mais en y apportant autant d'attention et de circonspection que les somnambules.

Les fébrifuges semblent aux médecins la seule médication applicable dans ce cas, avec les saignées ; cela prouve assez qu'ils ont conscience de la nature de la maladie, mais ne démontre pas moins que la cause leur échappe ; car il y a une cause à cette fermentation, et l'eau de riz, l'eau de guimauve ou de graine de lin ne l'atteindront pas ; la saignée ne peut que diminuer d'autant, soit d'un vingtième, la cause cachée du mal ; cependant quand des symptômes méchants, la frénésie, la fureur, l'aliénation se déclarent, on peut d'autant mieux recourir à ce moyen qu'on est assuré qu'on ne portera pas grand préjudice au sang, vu son abondance.

Il paraît que les premiers médecins avaient entrevu la nécessité d'adoucir les humeurs, de les rafraîchir, pour les rendre plus faciles à être évacuées, ou au moins pour en atténuer les effets morbides quand ils y supposaient de la putridité ; que c'est par une dégénérescence de cette idée que les fébrifuges ont été si généralement adoptés pour traiter ces maladies. Mais de ce que l'on épaissit les humeurs, il ne s'en suit pas toujours qu'on leur ôte leur malignité. Il faut les ôter si on le peut, et c'est toujours ce que cherchent les somnambules, que l'on ne peut jamais amener à voir des effets sans causes, et qui ne veulent pas traiter les effets. Ainsi, ils n'emploient pas les fébrifuges, mais les laxatifs combinés avec des adoucissants en lavement, et avec les tempérants en boisson ; puis des frictions onctueuses générales, parce qu'ils pensent avec Hoffmann, que le système nerveux n'est point étranger au mouvement et à l'extrême chaleur du sang ; et avec Sydenham, qu'il y a une cause morbide dont le sang cherche à se séparer et qui donne lieu à ces terribles phénomènes.

Ce serait peut-être ici le cas de dire l'opinion des somnambules sur la cause de notre chaleur naturelle, question beaucoup controversée et jamais résolue, dans laquelle nous espérons apporter quelques lumières. Nous en parlerons dans notre thérapeutique générale.

Fièvre lente.

Dès le début, si les malades pouvaient prendre sur eux un peu plus d'empire, si on les entourait d'assez de soins, ou s'ils pouvaient souffrir ces soins; les petits voyages, le changement, la dissipation et surtout la vue des grandes scènes de la nature, choses qui seraient capables de donner le change à leurs idées, de leur imprimer une autre direction, on triompherait facilement du mal; mais il faut convenir que ce n'est pas toujours possible d'employer ces moyens vis-à-vis de tous les malades. Cette maladie vient d'une taciturnité d'esprit, qui fait que, quoiqu'on ne se plaise nulle part, on recherche pourtant l'isolement par choix. On se trouve même en trop grande compagnie avec soi-même, et l'on voudrait en sortir, ce qui fait croire aux médecins qu'il y a là une affection morale.

Il naît, de cette disposition générale, des maladies qui ne semblent rien d'abord, et dont la mort devient la suite infaillible. Le corps dépérit, la langueur survient, la fièvre devient hectique; puis, ce qui est singulier, il semble que la vie qui jusqu'alors paraissait si indifférente, prend tout à coup un caractère infiniment précieux; il n'est plus rien qu'on ne soit disposé à faire pour la ressaisir. Hélas! le plus souvent il n'est plus temps; le sang est devenu rare et sans puissance, l'on est arrivé à la vie constitutive du limaçon, les poumons se flétrissent ou se gâtent, chez le sexe la menstruation est supprimée, la vie se réfugie au cœur et au cerveau, ces organes seuls semblent vivre, les idées demeurent saines jusqu'à la mort, qui surprend toujours les malades au moment où ils s'y attendent le moins.

Beaucoup de jeunes filles passent à cet état par la chlorose où l'on emploie les ferrugineux, qui ne sont vraiment pas le remède ; car la pâleur, la tristesse, les défaillances ou les palpitations vives, l'inconstance des idées, le fou rire ou les larmes involontaires, les fantaisies de l'estomac, qui portent les malades à manger le sel, le charbon, le plâtre et le ciment ordinaire des maçons qu'on nomme *marin*, qui avalent du vinaigre pur, et qui même, sentant le besoin de manger, ont de l'horreur pour les aliments ordinaires : toutes ces remarques, qu'on peut faire chez ces malades, devraient faire comprendre que c'est aux humeurs qu'il faut attribuer le mal, et que les ferrugineux ne transformeront pas celles-ci en sang ; il vaudrait mieux considérer le cas comme une obstruction des vaisseaux chylifères, et partant, un embarras lymphatique des organes des voies digestives. En effet, les somnambules appellent cela rhumatisme des organes de sécrétion, et bien qu'en prenant des mesures, ils purgent, tonifient et vivifient, les remèdes font rendre à ces malades une quantité considérable de glaires et d'humeurs blanches, l'estomac se réhabilite ; les forces, la gaîté, la fraîcheur reviennent, et toutes les fonctions se rétablissent. Mais il ne faut pas attendre que toutes les forces médicatrices soient anéanties et qu'il y ait consomption, lésions organiques ; car alors les mêmes moyens qui eussent sauvé ne feraient qu'entraîner plus vite le malade à la mort, parce que la vie sanguine est passée aux humeurs qu'on est obligé dorénavant de respecter comme son véhicule, et l'on ôterait la vie avec elles ; c'est pour cette raison que les médecins ne trouvent rien de mieux, dans ce cas, que l'air de la campagne et le lait ; mais si cela est bien à cette phase, il n'en est pas ainsi au début, où l'usage du lait fait abonder davantage les humeurs qui forment la base de la maladie.

Les bons somnambules ont horreur du lait dans leurs traitements ; ils ne manquent jamais de le défendre au régime, ainsi que les fruits, les substances grasses, les légumes venteux, les crudités, etc. ; le riz, comme légèrement astringent, quand ils purgent, pourrait s'opposer à l'action des remèdes ; ils le défendent.

Maladies organiques.

Un examen sérieux, approfondi et exempt de tout esprit de système, d'opinions arrêtées trop à la légère ou sur l'autorité d'autrui, mettrait à même d'incliner en faveur de la doctrine des somnambules, en face de l'enchaînement des maladies et de leurs causes probables. En abordant cette division des maux organiques, nous allons retrouver les mêmes causes que dans les rhumatismes et dans les fièvres. Les organes ont chacun une vie à la fois propre et corrélative, une fonction que chacun exerce pour lui et pour le bien de l'économie en général. S'il est gêné, embarrassé dans cette fonction, tout le système organique s'en sentira, languira et sera malade ; avec cela on conçoit qu'il n'est pas possible qu'un mal organique local, arrive sans le concours d'une cause générale ; il existe trop, et une trop étroite solidarité entre eux, et d'eux à toutes les autres parties du corps, pour qu'il en soit autrement.

Aussi lorsque les somnambules voient les médecins borner leurs soins, dans les affections de matrice, à cautériser cet organe, à faire prendre des bains, des injections et de la tisane de salsepareille, ils ne peuvent s'em-

pêcher de juger cette médication insuffisante, inutile, et
dangereuse en tant que ce qui regarde les bains.

« Quand la cause est répandue partout, pourquoi n'a-
« voir en vue que l'effet et circonscrire la médication à
« un seul organe, disent-ils. Quand les reins sont pleins
« de substances âcres, fétides, comment la matrice ne
« sera-t-elle pas malade; comment le système nerveux ne
« sera-t-il pas affecté, les digestions troublées, la tête
« malade, quand les flancs sont pleins de gaz et d'irrita-
« tion? C'est à ces humeurs contagieuses qu'il faut
« adresser la médication, il faut prendre des précautions
« pour ne pas abattre davantage l'utérus, et purger. »

C'est ici le cas d'expliquer comment il se peut faire
que des humeurs les plus pernicieuses possibles peuvent
s'agglomérer dans les reins et remplir leurs cavités.

L'on sait que les maux de reins sont symptomatiques
ici, et si l'on ne voulait pas admettre le phénomène de
ces humeurs si âcres qu'elles corrodent les parois, il
serait difficile de justifier les violents maux de reins,
les coliques du bas ventre, l'état de plénitude que l'on
ressent vers toutes ces régions du bassin, ce sentiment
incessant d'excoriation lente, mais qui agit si puissamment sur les nerfs et affecte toute l'économie.

« Toute personne atteinte d'affection de l'utérus a pé-
« ché précédemment par la constipation, et cet état a
« duré très longtemps, sans que l'on voulût déjà le con-
« sidérer comme une maladie, parce qu'on ne s'en trou-
« vait pas sensiblement incommodé; alors les intestins
« contractent une sorte de suintement, leur tissu s'ouvre
« pour le laisser passer comme une sueur, et les matières
« les plus subtiles ont filtré, se sont répandues dans les
« reins où elles se sont accumulées; mais elles sont de

« mauvaise nature. Comment pourraient-elles être bé-
« nignes ? Elles entretiennent cette chaleur contre nature
« dont les femmes se plaignent au début. Ces humeurs,
« il faut les ôter, ou bien point de guérison possible !
« Vous cautériserez dix ans la matrice, quand vous aurez
« effacé une *soulevure*, une excoriation ici, il en renaîtra
« six ailleurs, parce qu'il y a une cause latente que vous
« laissez subsister.

« Si ces humeurs se fussent écoulées sur les membres
« inférieurs par les trous sciatiques, au lieu d'une ma-
« ladie de matrice vous auriez un rhumatisme aigu à
« traiter, et vous seriez obligé de faire dans ce dernier
« cas ce que vous êtes obligé de faire dans le premier,
« c'est-à-dire, purger, si vous voulez réussir. »

Point de termes moyens avec leur doctrine ; ils sont
absolus, irrévocablement fixés, et prétendent que la
science seule peut faire ici des objections, mais non le
bon sens, la nature et les faits ; impossible aussi de les
obliger à prendre des biais en faveur de l'opinion des
médecins, un parti mixte ; c'est une condition *sine qua
non*.

« Du reste les intestins, disent-ils, peuvent réabsorber
« comme ils ont laissé aller, c'est là leur rôle ; conce-
« vrait-on que tout ce que la médication va rejeter au
« dehors pendant deux ou trois mois pût être contenu
« dans le canal intestinal ? Vous en serez juge : vous
« additionnerez et pèserez dans votre esprit ce déluge
« d'humeurs de toute nature que vous aurez rendues, et
« vous vous étonnerez ensuite si vous voulez, non pas
« d'avoir été malade, mais de n'en avoir pas été empoi-
« sonné tout à fait ; car laissez chaque-jour séjourner
« dans une chambre ces matières jusqu'à midi, et vous

« verrez les gens et les animaux de votre maison con-
« tracter des maladies dont l'infection sera cause; et
« vous prétendez à la santé avec un foyer semblable de
« contagion renfermé dans votre corps?... »

Il est vrai qu'il faut s'adresser à ceux qui ont été trai-
tés par les somnambules pour se convaincre de cette
vérité, car cela est incroyable, et nous ne blâmons pas
MM. les médecins de ne pas pouvoir faire cette hideuse
supposition; nous ne l'eussions jamais faite nous-même
avant les vingt années d'expérience que nous venons de
faire.

Leur opinion bien arrêtée est donc, que des humeurs
rhumatismales sont la cause des maladies de matrice ;
l'odeur corrompue des pertes qui s'écoulent habituellement, leur couleur devraient le faire croire et servir
d'objet d'induction ; un ruisseau indique une source.
L'âcreté de ces humeurs qui s'écoulent par les voies gé-
nitales, et qui les boursoufflent, les excorient, devrait
faire croire qu'elles ne viennent pas d'un foyer bien
pur; la couleur grise et bilieuse de la face, les plis noircis
qui cernent les yeux, sont aussi de bons guides pour
celui qui observe, puisqu'on reconnaît à ce signe
les personnes qui se livrent à l'onanisme.

En traitant des affections vénériennes, nous avons
émis un doute sur le système d'inoculation qu'on leur
attribue, et nous avons vu des maladies de matrice chez
des jeunes filles de fort bonne maison, maladies
auxquelles elles ont succombé, dont l'aspect avait éveillé
de profondes suspicions chez les médecins du plus haut
mérite, qui avaient été appelés à les voir, à qui il a fallu
comme une enquête judiciaire pour s'assurer de la parfaite virginité de ces demoiselles. Ces messieurs, malgré

leur mérite, leur expérience et leur sagacité, ne pouvaient concevoir, ce qui est pourtant bien simple, qu'un dépôt d'humeurs blanches, viciées d'un virus teigneux, dartreux ou autre, s'était porté vers ces organes aussi bien que partout ailleurs. Puisqu'on ne s'étonne pas de l'engorgement des amygdales, des aines, des aisselles, du genou, des orbites, pourquoi donc se plus étonner d'en voir là? Les somnambules, à tort ou à raison, ne peuvent accepter cette différence. Or, croit-on qu'un jeune homme, si sain qu'il soit d'abord, ne retirerait rien du coït avec des vierges comme celles-ci?

Eh bien! beaucoup de jeunes personnes, à partir de là jusqu'à l'autre côté de la chaîne graduée, où l'on trouverait des femmes presque invulnérables aux affections vénériennes, l'on pourrait observer des prédispositions de moins en moins sensibles, ce qui mettrait à même d'incliner un peu en faveur de la doctrine émise par nos docteurs somnambules. (Nous avons prévenu que l'enchaînement des matières ne nous permettrait pas de les séparer tellement qu'elles pussent être exclusives; nous aurons sans doute plus d'une fois encore à revenir là-dessus.)

Maladies de la vessie.

Cet organe est tellement exposé aux orages de la vie, que l'on compterait par milliers les maux auxquels il est exposé, sans compter ceux auxquels donnent lieu les pratiques médicales employées à leur traitement; on ne peut donc le considérer qu'à un point de vue général. Il faut de toute nécessité une cause aux grandes perturbations qui surviennent à la vessie; quelquefois l'urètre se ferme et ne donne plus issue à l'écoulement du liquide sécrété par les reins, et le médecin tourne ses regards vers ce rétrécissement et croit avoir tout fait quand il a facilité les urines ; c'est n'avoir vu que l'effet. D'autres fois il y a des urines continuelles ou involontaires ; alors on emploie les répercussifs au risque d'y amener un catarrhe. Quand il y a catarrhe, la question se complique, et l'on tombe dans une confusion, dans une dédale inextricable ; il serait beaucoup plus simple de purger les reins, et ne pas attendre que l'embarras humoral frappe les membres inférieurs de paralysie, ce qu'ensuite on croit devoir attribuer à une maladie de la moëlle épinière. Ce résultat, supposé vrai, aurait toujours eu sa cause dans cet embarras qui, à la longue, amollit les vertèbres lombaires, les nerfs environnants, et détermine l'accident. Il faut donc considérer la maladie de la vessie comme un rhumatisme organique. Quand il y a pissement de sang, le tempérament est sanguin ; c'est à la bile seule qu'on peut s'attendre d'avoir affaire, et l'on doit, suivant l'âge, supposer des calculs ; mais il y a des remèdes qui les dissolvent efficacement sans être obligé de recourir à des opérations cruelles et souvent mortelles, car ne seraient-elles ni l'un ni l'autre, il doit s'en suivre des accidents. On ne conçoit pas sans cela la dilatation nécessaire à l'introduction et au jeu des instruments appropriés ; puis les calculs ne sont pas toujours dans la vessie, mais dans les voies antérieures qui y correspondent, où leur brisement devient impossible, ou dans les reins, et pour ceux-là on pratique une opération qui effraie l'imagination la plus résolue.

Il est donc évident que s'il existe des moyens de faire dissoudre les calculs, de purger et de nettoyer les reins, c'est à ces moyens qu'il faut se rattacher, et c'est ce que veulent faire les somnambules, par exemple, en y apportant beaucoup de circonspection. Il n'est point de maladie qui mette plus en jeu leur attention et leur sagacité ; ils craignent de faire passer des purgatifs par l'estomac ; ils choisissent leur temps pour les administrer ; alors, les lavements sont fréquemment indiqués ; ils les composent d'une manière bizarre ; on ne conçoit pas leur mode d'agir dès l'abord. Ils en donneront trois par jour pendant une semaine, très-purgatifs ; puis, pendant un jour ou deux, d'autres que les intestins absorbent et qui paraissent destinés à aller aux reins, car ils ne sont rendus qu'avec les urines, qui sont alors chargées de sérosités, de graviers, et très-fétides ; on croirait devoir les continuer dans l'intérêt des malades, mais il n'en est rien ; il faut les suspendre, revenir aux premiers, etc. Quoiqu'ils paraissent plus doux, disent-ils, ils enflammeraient les reins, et les autres, qui vous semblent plus irritants, parce qu'ils sont éminemment purgatifs, ôtent l'irritation des reins.

Quand on a observé cette manière d'agir, si claire, si simple, il semble qu'il n'y a qu'à mettre la main à l'œuvre pour faire comme eux ; car on touche comme au doigt, on voit l'œuvre à faire et on en comprend la possibilité par les moyens. Mais dès qu'on ne les a plus pour diriger, voir, expliquer, peser et prendre les précautions préliminaires, combien on sent le vide et l'isolement autour de soi : c'est surtout la hardiesse qui fait défaut, et cela par le défaut de clairvoyance ; toutefois, avec le temps et une longue pratique avec eux, on arrive plus ou moins.

Les remèdes employés pour détruire les blennorrhées

constitutionnelles et la réussite de ces moyens, sont les causes des catarrhes de vessie qui déterminent tant d'accidents, l'ischurie, par exemple; ces humeurs, qu'on ne veut pas ou qu'on ne sait pas détourner pour leur donner issue ailleurs, car les intestins s'y prêteraient et s'y prêtent effectivement volontiers, pourraient être rendues par leurs voies.

C'est ce qui arrive chez les femmes atteintes de maux de matrice; leurs pertes disparaissent bientôt; ce que les somnambules appellent *détournement*. Mieux que cela, elles discontinuent, et leur matière ne pourrait se retrouver qu'avec les substances fécales ordinaires et autres humeurs mêlées avec elles. Il est facile de concevoir quel allégement en doivent naturellement éprouver la matrice ou la vessie, l'urètre, les parois vaginales, etc. Combien dans les maux de matrice, cet organe, cessant d'être engorgé et revenant à son poids et volume ordinaire, on est soulagé ; c'est ce qui constitue la plus pénible et la plus constante souffrance chez les femmes que cette pesanteur, cet étirement des ligaments, etc.

Les remèdes tirés des racines ou pointes d'asperges, de la graine de lin, de la guimauve ou même du *pareira brava* ou vigne sauvage, qui a été tant recommandée dans un temps, ne sont pas ce qui convient dans ce cas; ils n'ont pas d'action sur les causes qu'il faut traiter. Les remèdes qui dissolvent les pierres ou qui dilatent les humeurs seraient eux-mêmes inutiles ou nuisibles s'ils n'étaient évacuants.

Croit-on qu'une injection avec l'infusion de séné où l'on aurait fait dissoudre de la manne commune, ferait beaucoup plus de mal à la vessie qu'à l'intestin, qu'à l'estomac, étant prise par la bouche, lorsqu'on ne craint pas de faire des injections avec la dissolution de nitrate d'argent?

On s'étonne bien mal à propos de la bizarrerie des moyens et des intentions des somnambules ; leurs lavements, mi-partie vin et eau, ou d'eau pure avec un vingtième d'eau-de-vie ou autre liqueur, de certaines infusions combinées avec un peu de vin d'Espagne ou du suc de limon : toutes ces choses, qu'on ne craindrait pas de s'ingérer dans l'estomac, ne sauraient être plus dangereuses en lavements ou en injections. On prend tous ces moyens pour de la hardiesse chez les somnambules, parce qu'ils ne sont pas dans les usages ordinaires.

Quand il y a nécessité de purger et que les dispositions de l'intestin colon ou du rectum, pour quelques causes que ce soit, et que l'on peut supposer par toutes les figures que prennent les affections hémorrhoïdales, s'opposent à l'introduction d'une canule ; quand, d'autre part, les reins sont tellement encombrés qu'il serait dangereux de faire affluer de nouvelles humeurs par des remèdes purgatifs, ingérés par l'estomac, le somnambule ne demeure pas impuissant pour cela ; il lui reste encore mille moyens, soit pour dégager l'intestin, soit pour dégager la vessie, sans se servir de la sonde ; alors il s'ingénie à trouver des applications extérieures sous forme de cataplasmes, de frictions, de fomentations, etc.

Il est possible même de dissimuler un remède purgatif dans du pain, celui-ci ayant été fait avec une décoction préparée à cet effet. Nous avons vu cela fort bien réussir vis-à-vis de gens qui n'eussent pas voulu se ployer à l'exigence des remèdes que leur position exigeait, des aliénés dont l'idée fixe était qu'ils jouissaient d'une fort bonne santé.

Il ne faut pas croire non plus que les remèdes purgatifs à l'usage des somnambules, soient tous pris dans l'ordre des substances irritantes; il en est de très-doux. Qui pourrait penser que le mélange d'eau pure, d'huile d'amandes douces, d'eau de fleur d'orange, avec un peu de sucre commun, peut, dans des cas donnés, devenir une médecine aussi violente que les drastiques les plus puissants, à la condition que cela soit donné le soir, étant couché à la renverse, et observant de ne faire aucun mouvement corporel pendant un quart-d'heure ou vingt minutes.

Du reste, nous avons vu ordonner des doses très-fortes de séné, soit en lavement, soit en boisson, prises presque simultanément le matin à jeun, et dont l'effet était passé deux heures après. Ces malades allaient à leurs affaires après avoir déjeuné copieusement, et n'étaient nullement incommodés dans la journée.

Quand il y a irritation vive et qu'un lavement doit augmenter cette irritation, qui empêche, quand son effet est produit, d'en prendre un autre essentiellement calmant et tempérant?

« C'est souvent par défaut d'attention et de réflexion
« qu'on juge impraticable une médication ; puis, par
« défaut d'expérience, qu'un bon remède demeure sans
« effet ou amène d'autres résultats que ceux qu'on se
« proposait. Enfin, s'il convient toujours d'être circons-
« pect, c'est dans les maladies des organes de la généra-
« tion et des voies urinaires qu'il importe de l'être
« davantage ; ces organes ont tant de ramifications et
« de solidarité avec le reste de l'organisme, qu'il fau-

« tous les avoir en vue et se régler sur leur état res-
« pectif; la réussite est à ce prix. Les malades qui
« périssent de ces affectious éprouvent trop de souf-
« frances pour n'y pas apporter tout ce qu'on possède
« de génie, de capacité et de jugement. »

« Une fois le traitement commencé, il importe de ne
« pas se laisser détourner du but à atteindre par les acci-
« dents et par tout ce qui arrive d'imprévu. Si l'on s'écarte
« un instant de cette route pour obvier à un inconvé-
« nient, tout en y ayant égard, le traitement, quoique
« dans une moindre proportion, doit conserver son ca-
« ractère général et son intention finale. Souvent, loin
« de s'arrêter, il serait plus sage de poursuivre avec une
« plus grande vigueur; les insuccès ont toujours pour
« cause quelques hésitations de cette nature, soit de la
« part du médecin, soit de la part des malades; il est
« bon ici d'exercer un souverain empire sur eux et sur
« soi-même, pour ne pas tomber dans ces espèces de
« piéges tendus à la science, par le défaut de perception
« de ce qui se passe dans ces grandes crises qui effraient
« tant les malades; car, une fois qu'on y est pris, il est
« difficile de s'en arracher. Comment obliger les malades
« à recommencer un régime qui les fait trembler de
« crainte, si vos hésitations semblent confirmer la
« mauvaise opinion que leur ignorance leur en a fait
« concevoir?

« Ce n'est pas seulement dans ces maladies qu'il faut
« redouter ce terrible écueil, c'est partout qu'il faut être
« en garde contre lui, dans le traitement des maladies
« chroniques, qui présentent tant de bizarreries dans
« leur marche.

« Il est également bon de ne point faire de promesses

« vaines aux malades, ni touchant le terme de leurs
« maux, ni touchant les souffrances qui seront provo-
« quées par les remèdes, parce que leur mémoire n'est
« jamais en défaut, et ils ne manqueront pas à la
« moindre occasion de mettre les événements en oppo-
« sition avec les promesses faites. Quelles raisons assez
« bonnes à alléguer dans ce cas? Le doute, l'incertitude
« sont entrés dans leur esprit; vous ne pouvez plus que
« difficilement compter sur leur soumission; vous êtes
« perdu et eux aussi. »

Les somnambules n'abusent pas des diurétiques; ils
en emploient peu en boisson, un peu plus en lavements;
avec un peu d'attention, on comprendra facilement
pourquoi; en agissant sur la masse des humeurs, ils ne
veulent pas se servir de l'urètre comme exutoire, ce
qui est absolument contraire à leurs vues, l'intestin
étant la cheville ouvrière dans presque tous leurs traitements; c'est cet organe qu'il faut employer selon eux,
et tout l'art consiste à ne pas l'offenser et à ne pas trop
le fatiguer par ce travail d'absorption. Aussi faut-il voir
tous les soins dont il est l'objet de leur part, avec quelle
attention délicate ils le soignent; c'est leur boussole.

Pour cette raison, les somnambules examinent beaucoup les forces des intestins chez leurs malades; quand
ces organes sont faibles, débiles, épuisés, bien que le
plus pressant besoin serait de les vite employer au travail
de la médication, ils ne hasardent pourtant rien à leur
détriment, et, si l'on peut employer cette figure, les ré-
munèrent largement de leur petit service. Rien n'est
épargné pour leur restituer un peu les forces qui leur
sont nécessaires; quand les tempérants ne peuvent pas
être associés avec les substances médicinales, c'est après

l'usage de celles-ci que leur est donnée l'indemnité préalable : ce sera, selon le cas, une décoction de noisettes, un jaune d'œuf, eau de fleur d'orange, avec addition de quelques gouttes de sirop de morphine. Ces lavements demeurent et sont absorbés ; on les donne très-petits, et il en résulte toujours une grande diminution des faiblesses et des douleurs de ventre, bien-être qui se répand dans toute l'économie animale ; mais ces remèdes palliatifs ne doivent pas être administrés avant l'effet du rigoureux remède direct ; c'est pour cela que l'heure en est indiquée avec précision et qu'il est si urgent de se conformer strictement aux prescriptions des somnambules, si l'on veut réussir avec eux. Tout est mathématique dans leur appréciation, et s'ils pouvaient toujours compter sur la docilité et l'entière obéissance des malades, ils pourraient presque leur indiquer à l'avance toutes les phases que devra présenter leur maladie, sans qu'il y ait le moindre esprit de divination en cela.

Le traitement des maladies de la vessie et des reins peut présenter tant de particularités, qu'un grand nombre de volumes ne suffiraient pas à les examiner toutes. On a vu qu'ici, comme partout, leur doctrine est la même, et leur appréciation des causes aussi ; c'est un rhumatisme qu'ils traitent, et pas autre chose ; il présente des symptômes différents, mais le principe en est le même.

De l'hydropisie.

Les hydropisies sont des conséquences naturelles des embarras humoraux que nous venons de décrire dans les maladies des reins et de la vessie ; elles sont causées par des obstructions quelconques d'humeurs qui se coagulent et ferment des voies nécessaires. Dans l'hydropisie comme dans les rhumatismes, on doit distinguer le fond des tempéraments si l'on veut avoir une idée de la nature des humeurs qui sont en jeu. Cette maladie n'est pas toujours curative.

Elle n'affecte pas toujours exclusivement les intestins, elle se loge dans d'autres organes, et l'on ne comprend guère comment cela se fait. Les somnambules accusent assez souvent des formations polypeuses dans les canaux interceptés ; on conçoit la difficulté d'en finir avec ces germes sans cesse renaissants; quand la masse est placée à l'extérieur du péritoine et qu'elle consiste en liquide, elle serait plutôt absorbée tout à fait au dehors que par l'intestin, quoique l'on ait vu quelquefois les remèdes empiriques, les drastiques violents en triompher; on sait que chez quelques personnes il se développe une forte et volumineuse hernie ombilicale, ce qui fait craindre pour les remèdes absorbants à moins qu'on ait garde et qu'on préserve le nombril.

On croirait que l'hydropisie ascite, et en général celles qui sont causées par des eaux, soient plus faciles à vaincre ; malheureusement il n'en est rien. On traitera plus facilement celle de la matrice, des ovaires, du péricarde, et même celle du cerveau, hydropisies locales où il y a moins de dégénérescence, parce qu'on pourra toujours se servir des intestins, ce qui ne se peut pas dans l'ascite ou très-difficilement, en raison de ce que *les rôles sont intervertis.* C'est le lieu où se trouve la masse hydropique qui absorbe. C'est en ce sens que les drastiques ont quelquefois réussi; si rares que soient ces cas, on devrait y avoir recours avant la ponction qui est également un moyen extrême.

Quelques hydropisies sont formées par des excrétions dont on a cru devoir se débarrasser, par exemple celle du scrotum (testicules) ; dans ce cas elle arrive souvent à l'occasion de gonnorrhées tranchées par les injections astringentes ou les bains de rivières, les lotions froides, etc.; il en résulte également des sarcocèles, selon la nature des humeurs mises en jeu.

On comprend comment cette sorte d'hydropisie peut être facilement détruite par la méthode générale, pourvu qu'on n'emploie rien de trop émollient qui pourrait faire distendre la tunique membraneuse, en même temps que des remèdes intérieurs précipiteraient violemment encore des humeurs.

Il est des hydropisies venteuses, tympanites, qui sont mal nommées ; elles résultent également d'obstructions et font beaucoup souffrir; il semble qu'il ne pourrait y avoir que la cloche pneumatique qui pût délivrer ces gaz; étant appliquée sur le ventre, on parviendrait peut-être à quelque effet de ce genre.

Le principe est le même que pour les autres cas, seulement comme dans l'ascite il n'est pas facile de l'y aller chercher; ces matières sont desséchées, solidifiées, leur déplacement est presque impossible ; on leur ferait subir une immersion dans l'huile pendant quatre heures par jour qu'on n'y avancerait pas davantage; cependant on a vu l'emploi des carminatifs mêlés aux oléagineux, administrés en boissons et en lavements, même en cataplasmes, soulager beaucoup; mais les moyens sur lesquels on peut compter le plus avec cela sont l'emploi des différentes méthodes galvanisantes; ces moyens sagement appliqués, le magnétisme animal y compris, pourraient faire espérer beaucoup, et en effet guériraient souvent.

L'engorgement du foie ou de la rate pourrait être aussi considéré comme des hydropisies locales, comme celle du péricarde, de la poitrine, etc. Comment nier que ces cas ne soient des rhumatismes organiques? et à l'exception du dernier, pour lequel il ne faut purger qu'avec mesure et beaucoup de précautions, les autres cèdent volontiers et assez promptement.

Toutes les hydropisies sont des dégénérescences de maladies anciennes où les facultés organiques ont été profondément altérées ; on en doit beaucoup au mauvais emploi des fébrifuges contre les fièvres où il eut fallu purger abondamment et ôter la fièvre en débarrassant le corps de la cause qui la produisait; « il est des non-sens « inconcevables dans la pratique de la médecine, » répètent « souvent les somnambules; c'est, disent-ils, de prétendre « guérir des maladies en renfermant dans le corps les « causes qui les ont fait naître et qui les entretiennent; « si l'on parvient à les annihiler, c'est toujours au pré- « judice de la santé, et les malades ne tardent pas à faire « cette triste expérience. On enlèvera bien aux humeurs « leur instinct fermentatif une fois, en les rafraîchissant, « en les adoucissant, mais elles n'en existent pas moins; « pour être moins malignes elles n'en sont pas moins abon- « dantes, et leur influence n'est pas moins pernicieuse « au sang ; elles rendent sensible aux moindres refroi- « dissements; qu'il survienne une pleurésie, elles mettent « immédiatement en danger de mort ; les fatigues pen- « dant les chaleurs de l'été peuvent les remettre en fer- « mentation, et voilà des attaques de paralysies, d'apo- « plexies, des fièvres cérébrales ou typhoïdes, etc., et « très-souvent l'hydropisie.

« Ce même non-sens est remarquable dans les mala-

« dies dites nerveuses; traiter les nerfs dans les maux
« de nerfs, cela paraît très-légitime, très-rationnel, mais
« très-peu philosophique ; est-ce que les nerfs auraient
« plus que les muscles le privilége d'être malades sans
« causes ? ou bien les nerfs manquent-ils chez les person-
« nes qui sont parfaitement tranquilles sous ce rapport ? »

Pulmonie.

Cette terrible maladie prend, elle aussi, une infinité
de formes. Elle n'est rien à son début et tant qu'on peut
ôter les humeurs; mais plus tard elle est incurable, quelques soins et quelques moyens qu'on y emploie.

Le poumon s'affaisse quelquefois, et les malades meu-
rent tout aussi bien que quand il s'est formé des lésions
dans cet organe. Chez presque tous ces malades il y a
des humeurs répercutées, surtout chez les jeunes sujets
où le cœur est aussi malade que le poumon. La maladie
commence par un engorgement du péricarde, et de là se
communique à l'extrémité inférieure du lobe gauche du
poumon; ces malades accusent avoir toujours été sujets
aux palpitations, aux suffocations ; ils n'ont jamais pu, à
cause de cela, courir, monter; ils contractent à la longue
une toux sèche et des points.

Cette maladie est occasionnée par des humeurs d'enfance dont on a contrarié la marche dans la première
jeunesse, elles font naturellement effort pour se rendre à
la tête par où elles se purgent d'elles-mêmes ; mais bientôt les parents impatientés et blessés dans leur vanité de
voir des enfants rogneux, font disparaître cela soit en
coupant les cheveux, soit en employant certains onguents
qui guérissent, disent-ils ; on est si fier de montrer des
enfants sains; ces humeurs répercutées causeront plus

tard la pulmonie, mais on a satisfait sa vanité, on n'a songé qu'au moment présent.

Les refroidissements, les rhumes négligés, les épuisements vénériens, l'onanisme , peuvent amener cette maladie ; mais alors il faudrait distinguer : celle produite pas cette dernière cause, pourrait être appelée pulmonie blanche, de même que celle qui vient aux jeunes personnes du sexe à la suite de la chlorose.

Quand une maladie du poumon se manifeste chez un adulte qui jusque-là avait montré une constitution assez vigoureuse, on peut croire à un ou plusieurs refroidissements qui ont altéré le sang en viciant les humeurs ; car les refroidissements et les humidités vicient les humeurs beaucoup plus qu'on ne pense, témoin les engorgements scrofuleux qui résultent chez les enfants du séjour dans des lieux humides et malsains, les rhumatismes, etc.

Il arrive souvent aux jeunes femmes, après leurs couches, dans l'impatience qu'elles ont de sortir, et de rendre des visites, etc., de ne pas prendre garde à un temps de pluie qui les expose ; les rhumes contractés dans ces moments, surtout à cause du froid ou de l'humidité aux pieds, sont des plus dangereux, en ce sens que ce froid a d'autant plus lieu de fermer et de supprimer la transpiration insensible des viscères, qu'il y a moins de sang pour la maintenir et qu'elle est plus nécessaire ; c'est pour cela, que dans ce cas, le retour de la menstruation se fait longtemps attendre, ou ne se fait pas, ce qui n'a lieu qu'à la troisième période de la maladie quand elle a d'autres causes, qu'elle a commencé autrement et sous d'autres influences morbides.

Cette maladie est assez souvent la suite de traitements vénériens ou d'une disparition subite d'ulcères à la gorge ;

enfin, de quelque part que vienne la pulmonie, elle est également redoutable ; la question n'est pas d'avoir recours à l'art quand elle est arrivée, mais de la prévenir par la tempérance en toute espèce de choses, surtout en celles qui ont le plus d'empire sur nous; car on ne peut nier que les passions vives, les goûts effrénés, l'ardeur démesurée, l'impatience si grande dans la jeunesse, puis les déceptions qui affligent d'autant plus que les désirs étaient plus empressés, ne soient capables d'agir sur l'organisme avec une grande puissance.

Beaucoup de maladies de langueur ont puisé là leur raison d'être; quand surtout les désirs sont contenus et dissimulés, comme les regrets qu'on éprouve après la disparition des rêves de bonheur ou d'opulence dont on s'était follement flatté. Les passions enfantent autant de pulmonies que les dispositions maladives qui y tendent, et la maladie qui reconnaît cette première cause est aussi bien plus incurable. Comment exiger d'un malade le sacrifice d'une idée? comment ce sacrifice lui est-il moralement possible? la religion seule peut apporter ici un efficace secours.

Quand cette maladie vient à la suite de catharre chronique, avec oppression et prostration, consomption, etc., il faut aussi la considérer incurable, quelqu'âge qu'ait celui qui s'en trouve atteint; le sang ne saurait être régénéré, ni les humeurs évacuées; on hâterait au contraire l'époque de la mort, on ne peut que soulager; encore est-ce difficile.

Il n'y a, au début, d'autre traitement que de considérer le cas comme un rhumatisme organique et agir en conséquence selon la nature des humeurs, celle du tempérament, l'âge et les forces des malades.

Cette maladie affecte aussi l'enfance, mais non pas précisément sous les mêmes formes. La phthisie des enfants vient de l'abondance des humeurs naturelles et de la rareté du sang, la tête et le ventre se développent; c'est le carreau, c'est l'hydrocéphalalgie, c'est les mouvements saccadés du cœur, la péricardite, la péripneumonie, la consomption, etc. Le système nerveux est très-malade; ces enfants deviennent irascibles, insoumis, intraitables, et périssent dans le même état de maigreur, de décharnement que dans la pulmonie propre, ce qui rend semblables ces maladies particulières à la pulmonie; pourtant il n'y a presque jamais de lésions au poumon, il est flétri comme tous les autres organes, et c'est tout.

Rien n'abuse, ou n'est susceptible d'abuser le médecin comme ces sortes de maladies à leur début; il est toujours fatal aux malades de leur faire craindre un mal de poitrine, si l'on n'a pas des raisons évidentes pour en juger ainsi; et en eût-on, qu'on devrait être réservé, parce qu'il n'y a rien qui agisse plus sur leur imagination. Dès qu'on a dit à un malade qu'il est menacé d'une semblable affection, il n'a plus qu'une mort imminente en perspective; tout espoir lui est enlevé, et la nature a beau faire des efforts pour se relever, l'action de l'imagination est là qui empoisonne tout.

Les somnambules croient en général que si l'on parvenait à convaincre l'homme le plus robuste qu'il est atteint d'une pulmonie, il deviendrait pulmonique, bon gré, mal gré. S'il en est ainsi, il y aurait donc un certain avantage à dissuader le malade; car si l'on y parvenait, cette action de l'esprit deviendrait nulle, et le traitement offrirait plus de chances.

Les somnambules défendent expressément l'usage du

lait dans le traitement de ces maladies, contrairement aux idées reçues. Il est vrai que quand le mal est avancé, ils ne réussissent pas mieux que les médecins ordinaires ; en sorte que quand ils laissent revenir à l'usage du lait, c'est qu'ils ont désespéré.

Les fausses digestions nuisent beaucoup dans ces maladies, et surtout quand les malades sont en train de se relever. Nous avons vu une personne qui était revenue à la fraîcheur, à l'embonpoint, chez qui la menstruation s'était rétablie, et qui retomba pour avoir mangé des fraises, qui lui causèrent une indigestion. Le somnambule, qui l'avait amenée jusque-là, ne lui ordonna plus rien. Cette dame mourut peu de jours après.

La toux, si fatigante et si opiniâtre, qui est le symptôme le plus constant dans cette affection, se dissipe mieux par des applications extérieures que par les remèdes.... tels que loks, potions opiacées, infusions avec les fleurs incrassantes, le sirop diacode, etc. ; les emplâtres irritants, en nuisant aux nerfs, peuvent avoir de mauvais résultats ; il est rare qu'ils réussissent comme dans les catarrhes.

Mais les ognons de lys cuits à la graisse blanche (axonge) et appliqués en forme de cataplasmes sur le sommet de la poitrine jusqu'au sternum, pendant qu'on est couché sur de la verveine hachée et pilée, modifient singulièrement cette fatigue et ne peuvent nuire en aucune façon. Souvent cette application de verveine tout le long du dos, a rappelé le cours des règles supprimées depuis longtemps.

Les sueurs nocturnes, la fièvre hectique, les crachats purulents, ces derniers symptômes de la maladie, devraient fixer les médecins sur le sort des malades. Les somnambules n'y touchent pas, quand ils se sont manifestés ou qu'ils sont prêts à paraître.

La mille-feuille semble un remède de quelque valeur dans ce cas. On mêle le jus de cette herbe avec le sirop fait de limaçon et de la manne. Ce remède a souvent réussi.

La manne, le sucre candi, la fleur de soufre et la térébenthine de Venise, soulagent ; on en fait des pilules ou trochisques ; on y peut additionner de la poudre de tête de pavot.

Il faut aussi entretenir la liberté du ventre avec des lavements de lait et manne ; mais on ne doit jamais, passé le second degré, employer d'autre purgatif.

Les frictions éthérées, depuis la nuque jusqu'aux reins, soulagent, et en général c'est sur cette région qu'il faut agir par les remèdes extérieurs.

Le lichen n'a pas la vertu qu'on lui attribue dans ce cas ; les cautères des flancs irritent plus qu'ils ne servent ; les frictions avec l'huile de morphine et le laudanum n'agissent pas ; les essences douces répandues dans l'atmosphère de la chambre vaudraient mieux. Une lampe à esprit de vin, dans lequel on aurait mis des plantes aromatiques et des espèces vulnéraires, pourrait beaucoup soulager.

Des étoupes brûlées avec de l'huile de graine de chanvre dans un coin éloigné du lit du malade, lui procureraient du repos, du sommeil et un soulagement très-grand.

Ayant isolé les pieds du lit du malade, si l'on fait communiquer un conducteur en rapport avec une petite machine électrique pendant un quart-d'heure, on ne manquera jamais de soulager par ce moyen ; mais il ne faut pas donner des secousses électriques, ni s'amuser à tirer des étincelles ou du malade ou du lit. Si l'on devait guérir, c'est par ces différents moyens employés alternativement qu'on y parviendrait, et surtout par ce dernier, qui aiderait puissamment les dérivatifs.

On comprend qu'ainsi isolé, tout le lit deviendrait électrique, et que le malade, dormît-il, n'en serait même pas réveillé ; il nagerait dans un bain électrique ; il ne faudrait pas qu'alors il touchât la muraille du doigt, toutes secousses devant être évitées avec soin. On pourrait prolonger autant qu'on voudrait cet innocent et puissant remède, sans nuire en aucune façon, dans toutes les maladies où l'on s'en trouverait bien. On a bien compris qu'il n'est pas question ici de galvanisme ni de l'action de la pile.

Pour le carreau, chez les enfants, ce même moyen serait un auxiliaire puissant. Pendant cette opération et même toujours, le lit du malade doit être tourné les pieds au sud. Nos lits devraient être toujours ainsi placés ; cela est plus important qu'on ne croit au maintien de la santé.

Maladies du foie.

C'est quelque peu de la hardiesse que de prétendre qu'on ne connaît pas encore parfaitement les rôles, les fonctions et la manière d'agir des viscères. Cependant, on est forcé d'en convenir, et si l'on sentait un peu de honte pour cela, la conduite de la science dans le traitement des maladies organiques, en est un aveu implicite.

La science anatomique est parfois plus sage ; elle fait des réserves, elle dit où elle se perd, et hasarde timidement ses conjectures , les donne pour ce qu'elles sont et se montre toujours prête à accepter mieux si on vient le lui démontrer. Le foie semble jouer un grand rôle dans les fonctions digestives ainsi que le pancréas. On croit que les sucs amers et pancréatiques sont indispensables aux digestions, que le bol alimentaire se forme en pâte chymeuse, que les couches concentriques de ce bol sont tour à tour acceptées par une valvule ayant la faculté d'apprécier leur état de préparation chimique pour les faire passer dans le duodénum, où elles se changent en partie en chyle ; celui-ci est absorbé par les nombreux vaisseaux chylifères, lesquels le portent dans le canal cholédoque, le réservoir de Péquet, et de là il est déversé dans la veine sous-clavière pour être assimilé au sang, à l'aide de l'inspiration de l'air, etc. Cette théorie est certainement belle ; elle semble naturelle ; elle est peut-être vraie, mais on n'en peut rien affirmer. Il en est de même dans la formation de la bile ; le foie semble très-propre à la sécréter ; puis la vésicule du fiel, placée dans son centre, semble être son magasin de réserve. Mais que se passe-t-il quand cet organe devient malade? La bile se gâte-t-elle? fermente-t-elle? va-t-elle se mêler aux autres humeurs, ou sont-ce les autres humeurs qui viennent se mêler avec elle et en compromettre la pureté? On ne sait pas, on ne peut faire que des conjectures plus ou moins vraisemblables. Le foie devient volumineux ; on remarque que sa texture ne peut pas trop se prêter à cet effet sans de graves lésions de sa constitution ; il ne se boursouffle pas de vent comme la rate. Qu'est-ce donc ?

Voici l'opinion des somnambules : « le corps étant « plein d'humeurs de toute nature ou d'humidités rhu-

« matismales latentes, le foie a été forcé d'en absorber;
« ses fonctions se sont trouvées interverties, et les sucs
« qu'il fournit se sont viciés; par là le vice est passé
« de la bile dans le sang (n'oublions pas la solidarité). »
Cette explication n'est guère scientifique, mais elle ra-
chète ce défaut par la clarté, par le jour immense qu'elle
jette sur la cause de cette maladie. On comprend vite que
si l'on purge l'excédance des humeurs générales, tout
rentrera dans l'ordre accoutumé. Mais, ce qui arrive
toujours, les lésions infinies formées dans la glande (le
foie), seront longues à se raffermir, et on sentira des
souffrances sourdes encore un peu de temps, vers la
région du foie, après le traitement; souffrances que le
temps seul peut atténuer et effacer et qu'il ne faut pas
traiter.

Comment cette maladie ne se compliquerait-elle pas
presque toujours de défectuosités dans les fonctions
gastriques? Comment n'affecterait-elle pas parfois les
reins, la vessie, puisque, avant qu'elle ne se manifeste,
les humeurs latentes, qu'il ne faut pas perdre de vue,
faisaient là leur siége?

La méthode de traitement est simple ici : boissons et
lavements purgatifs et amers, sauf à les mêler à des
substances nutritives ou au moins mucilagineuses animales, pour ne pas fatiguer.

Une chose inexplicable dans les traitements conduits
par les bons somnambules, c'est que, purgeant toujours,
même pendant soixante jours durant, ils n'affaiblissent
ni n'enlèvent l'embonpoint, quand cet embonpoint n'est
pas factice ; car souvent il est érysipélateux ou purement boursoufflé, comme chez ceux qui sont obèses;
alors le ventre s'efface, mais sans préjudice de la force

des membres et des autres parties du corps. Ainsi, dans la maladie du foie, les malades engraissent à mesure qu'on les purge à outrance ; cela vient du rétablissement des fonctions de l'estomac. Le sang redevient abondant et pur par la même cause ; la couleur de la peau perd le ton jaune ou cendré qu'elle avait, parce que le sang reprend la domination et vient colorer naturellement les chairs.

Ces traitements finis, les malades, récapitulant par le poids et la quantité toutes les substances qu'ils ont évacuées, défient les plus pénétrants de s'en faire une idée : c'est inconcevable, disent-ils, combien notre corps peut contenir de saletés.

Quand une maladie du foie est devenue incurable, la surface extérieure de cet organe est tachée en différents endroits, et son extrémité inférieure, comme quand la rate est noyée dans les humeurs, présente comme un dépôt ; ces humeurs sont presque inflammables.

Quant à celles du foie, elles se sont tellement distillées, elles sont devenues si subtiles, qu'elles causent le délire, la fureur, des syncopes effrayantes ; on ne pense plus à la maladie de foie ; alors toute sagesse, toute présomption chez le médecin est déroutée : c'est la vessie, ce sont les reins, c'est le cœur, c'est la tête, c'est enfin à ne plus rien y comprendre, c'est un désordre infini ; le malade est comme empoisonné ; il y a des vomissements et parfois des coliques violentes, et si les humeurs contenues dans la capacité du foie se répandaient sur les intestins, la mort serait immédiate.

Les moyens désinfectants, tels que les applications sur les reins de peaux de bêtes toutes chaudes écorchées , et celles des intestins sur le ventre, en même temps que les lavements très-purgatifs, sont employés par les somnambules lorsqu'il leur reste une lueur d'espoir; ils y ajoutent les frictions générales avec les baumes anti-nerveux très-adoucissants, etc.

On comprend que si l'on peut parvenir à enlever le vice des humeurs, cet esprit si subtil, on gagne du temps, on apporte du calme; l'espoir donne de la docilité au malade, qui se soumet mieux aux exigences de la médication, et par ce léger fil on peut l'arracher au trépas, non toujours, mais quelquefois, beaucoup plus souvent que dans la pulmonie.

Plus que tout autre, le tempérament bilieux doit craindre le séjour dans l'humidité, l'action des plâtres dans les maisons neuves, la chasse dans les marais, la fréquence des bains, etc., et surtout les refroidissements.

Ce sont bien, en effet, les tempéraments les plus heureux par leur incroyable activité, la promptitude et la justesse de leur esprit, leur courage, leur persévérance, leur aptitude; mais ils craignent plus que les flegmatiques la corruption des humeurs; leur sang est plus chaud, et ils sont exposés d'autant plus à la violence des passions, ce qui remue chez eux toute l'économie. Ainsi les biens et les maux sont répartis dans la nature humaine.

L'hépatite, qu'on peut considérer comme une obstruction du foie, appartient au tempérament flegmatique; sa marche est plus lente; elle donne lieu à des évacuations séreuses et sanguinolentes mêlées, comme si les vaisseaux qui doivent se décharger dans cet organe se trompaient de direction et allaient aux intestins, ce qui n'est pas. Cet effet est dû à la propriété absorptive des intestins, qualité incomparablement avantageuse à la vie animale.

Il arrive, disent les somnambules, dans ce cas, ce qui arrive aux reins dans la pierre, savoir : un dessèchement de substance biliaire ou calcul, mais beaucoup plus mou, fongueux ou polypeux. Ces substances se réduisent en humeurs, si on ôte la pléthore humorale qui les entretient; cela les fait mourir faute d'aliment; alors elles coulent et disparaissent en laissant la liberté au vaisseau, qui reprend ses fonctions.

Même principe partout : nettoyer, purger, déblayer, ôter les causes! Cela devient monotone, nous en convenons; mais s'il en est ainsi, c'est à ne savoir qu'y faire; d'autre part, l'avantage de simplifier l'art de guérir, l'art de diagnostiquer, est une indemnité suffisante.

« Ce fut une mauvaise idée, disent les somnambules,
« que celle d'avoir fait un art difficile de la médecine;
« l'art en est venu avec cela à ne vouloir formuler une
« pensée qu'au travers de mille complications très-em-
« barrassantes et fort peu utiles en elles-mêmes. »

« De deux choses l'une, ajoutent-ils: ou Dieu eût en-
« voyé des anges pour assister les humains dans leurs
« maladies puisqu'ils devaient y être sujets, ou il ne
« doit y avoir qu'un grand principe général de traite-
« ment fort simple et à la portée de tous, comme il n'y
« a qu'un grand principe général de maladie. Dans le
« premier cas on accuse Dieu d'une coupable impré-
« voyance indigne de sa sagesse ; dans le second on lui
« rend justice pieusement, comme nous le devons. En
« voulant compliquer les causes, nous avons perdu de
« vue l'unique cause; en voulant faire une science, nous
« avons perdu de vue la nature, la boussole des méde-
« cins. »

Nous avons la faiblesse d'avouer que nous sommes

très-sensible à ces raisons, sans avoir la moindre prétention de les imposer à ceux qui n'ont pas vu et pratiqué comme nous, qui n'en ont pas pu vérifier la justesse comme nous. Du reste, nous ne nous proposons pas de donner notre opinion personnelle, mais celle des somnambules, et nous tâcherons, malgré nos mouvements de sympathie bien excusables, de nous tenir renfermé dans notre devoir.

Maladies de la rate.

La rate est un organe (qu'on nous permette d'emprunter ce terme au style du palais) *aléatoire*. C'est un en cas, et si l'on connaissait bien ses fonctions, on se précipiterait à genoux pour en remercier Dieu. Elle ne souffre jamais que par le concours de causes qui lui sont étrangères, c'est un souffre-douleur, elle élimine l'air excédant contenu dans l'intestin, alors que nous marchons ou que nous courons; elle s'en charge, et nous permet de continuer jusqu'à ce qu'elle en soit trop remplie ; alors elle nous avertit par une douleur vive qu'il faut ralentir notre locomotion, nous arrêter, respirer, etc. On peut lui causer des nœuds (points) qui font bien souffrir ; quand elle est engorgée de gaz, ou lorsque la faculté d'absorber la rend victime des humeurs, on est oppressé, on ne peut se mouvoir sans beaucoup de fatigue , qui se font apercevoir aux organes respiratoires, et par un sentiment de plénitude très-grand.

Quand cet état n'est provoqué que par des vents, bien qu'ils puissent faire violemment souffrir, même causer des convulsions, ce qui arrive dans l'hystérie, cela n'est que passager; mais quand elle est engorgée d'humeurs ou trop en contact avec elles, il n'y a pas autre chose à faire qu'à purger, en mélangeant les substances qu'on se propose d'employer à cet effet avec quelques carminatifs, soit en boisson, soit en lavement.

Si c'est la matrice qui est malade, la rate le devient aussi; quelques personnes heureuses et enjouées sont de toutes les fêtes dans ce monde; mais la rate est de toutes les souffrances.

Elle peut devenir hydrocélateuse à sa partie inférieure, sans que pour cela ses parties saines cessent leur fonction; ces hydrocèles ou dépôts crèvent parfois, les humeurs assez ordinairement s'épanchent dans l'aine et en engorgent les glandes, ou bien elles vont affecter l'articulation du fémur.

La rate a la faculté de s'agrandir, de s'allonger, de se boursouffler considérablement; mais alors les malades sont suffoqués aux moindres mouvements qu'ils font, ils sont tristes et sujets à des idées bizarres ; leur visage est bouffi autant que pâle, il semble qu'ils ont le vertige ; et en effet, les tensions considérables de cet organe peuvent causer des accès de folie, qu'on croirait avoir leur siége au cerveau. (On est tant exposé à prendre le change en explorant le domaine du diagnostic !)

« Pour ceux qui ne considèrent l'homme que comme
« un animal, disent les somnambules, cet organe,
« comme chez tous les animaux, joue un rôle, a son
« emploi, plus ou moins bien apprécié, peu importe ;
« mais pour ceux qui ont eu la simplicité de prendre
« garde à la légère distinction qui caractérise l'espèce
« humaine, ils cherchent avec avidité dans l'homme un or-
« gane qui réponde physiquement aux facultés qui établis-
« sent cette distinction; et comme ils ne l'ont trouvée nulle
« part, ils se sont adressés aux savants; ceux-ci l'ont

« cherché dans le sang , dans l'estomac, dans la moëlle
« épinière, dans le cœur, au cerveau, dans la glande pi-
« néale, et enfin leurs recherches n'ayant pas abouti ,
« force leur fut d'y renoncer. Eh! bien, voici une pre-
« mière induction : la raréfaction de l'air contenu dans
« la rate est la cause des hallucinations, des cauchemars,
« des extases du somnambulisme, du sommeil naturel ,
« et beaucoup de l'imagination. C'est l'organe magique,
« noble, ou divin , comme vous voudrez. Voilà le cer-
« veau détrôné.

« La rate est notre organe électrique ou magnétique,
« parce que c'est la partie subtile ou électrique de l'air
« qu'elle contient, question qui se rattache à celle tant
« controversée de la cause de la chaleur animale, que l'on
« ne sait pas mieux, et à celle de l'aimantation et de la pola-
« risation de nos corps, qu'on ne sait pas davantage. On a
« voulu voir nos facultés magnétiques dans la superposition
« du système vertébral ; c'était un acheminement , cela
« avait une sorte d'analogie avec le système de la pile ; on
« s'en est contenté, vu le peu de besoin de connaître les
« mystères de la vie. Mais aujourd'hui qu'on a observé
« qu'un courant électro-magnétique aimante, pendant qu'il
« passe, un barreau de fer doux, on n'a pu rester dans
« l'indifférence; et les mystères de la vie, que les savants
« ne croyaient pas faits même pour eux , viennent
« d'être entrevus comme à la dérobée. Bientôt les plus
« fiers détracteurs du magnétisme lui élèveront des
« autels et n'auront plus assez de couronnes pour les
« besoins de leur cœur.

« Les rieurs du temps de Mesmer disaient : Ce char-
« latan fait des frictions palmaires sur les hypochon-
« dres; nous prend-il pour des maniaques ? Combien

« de savants, combien de critiques, combien de rieurs
« mis en face de la vérité sacrifieraient volontiers tout
« ce qu'ils ont dit de bien et de spirituel, pour n'avoir
« rien dit de mal et de hasardé. »

Nous confessons que tout ce que nous venons de citer
est d'une excessive hardiesse; mais nous sommes dans
notre rôle; il fallait définir le caractère de cet organe
et en faire l'histoire en parlant des maladies auxquelles
il est sujet. La science était déjà arrêtée sur ce point,
que les seuls remèdes qui lui sont propres sont les plus
chauds, les plus subtils, les plus aromatiques. La
science avait bien ses raisons, sinon fondées sur l'exacte
connaissance, au moins sur l'expérience ; et ceux qui
seraient disposés à condamner *à priori* la théorie des
somnambules à cet égard, voudront bien chercher à
expliquer pourquoi les plantes carminatives ont été
mises en usage par la médecine pour le soulagement de
l'organe dont il est question ; puis ensuite pourquoi un
courant magnétique électrique aimante le fer doux, et
encore quel est le principe de la chaleur animale, de la
vie et du mouvement. Ceux qui se verront suffisamment
éclairés sur ces raisons feront des rapprochements et se
donneront assez à réfléchir pour n'avoir pas le loisir de
se prononcer si vite.

« La science future finira par donner raison aux ma-
« térialistes et aux spiritualistes tout à la fois; il leur
« semble quant à présent, qu'ils sont séparés par une
« montagne infranchissable; cette montagne n'est qu'un
« nuage qui se dissipera, après quoi ils seront tout stu-
« péfaits de se trouver dans la même plaine. Les maté-
« rialistes tendront la main à leurs adversaires, et
« leur diront : Pardon, le fluide était spirituel. Puis

« ceux-ci répondront : Pardon, l'esprit était fluidique. »

Dans les affections où la rate semble être particulièrement intéressée (nous avons dit qu'elle ne pouvait le devenir que par concours), il faut purger et tonifier, sauf à le savoir faire comme il convient, eu égard à la complication qui, si elle n'est pas apparente , est certainement secrète. C'est une recherche à faire qui deviendra facile au bon observateur.

Maladies intestinales.

Il n'est pas trop possible qu'une partie de l'appareil digestif souffre, et que les autres soient en bon état. Quelquefois les valvules se ferment, s'enflent, s'épaississent ou se racornissent, ce qui donne lieu à des maladies qui prennent différents noms dont nous n'avons pas à tenir compte. Cependant la fonction digestive s'opère dans un renflement de ce tube qui, par sa position et son rôle, a reçu le nom d'estomac ; il est circonscrit par deux valvules : une supérieure, qui le sépare de l'œsophage ; une inférieure, qui le sépare du duodénum ; en sorte que ce tube est divisé en cinq parties : 1° l'œsophage ; 2° l'estomac ; 3° le duodénum ; 4° les intestins grêles ; 5° l'intestin colon, etc., sans tenir compte du pharynx et du rectum.

Mais il ne faut pas croire que quelque serrées que soient les valvules, elles ne laissent rien passer d'aliments ou de boissons ; quelquefois ce canal en général ne les arrête pas un moment ; il ressemble à une allée de traverse qui rend les passants comme ils y sont entrés. Il faut distinguer ce cas de la gastralgie et l'appeler paralysie intestinale. En effet, il ne fonctionne pas plus qu'un membre paralysé; c'est le cas des dévoiements chroniques.

Il n'en est pas ainsi quand il y a vomissement, et surtout de matières alcalines, noires, parce que ces substances sont formées de sucs gastriques et d'aliments qui ont subi une digestion, et que le mouvement péristaltique n'a pu conduire en bas pour être rejetés naturellement, soit que la valvule, à l'entrée du duodénum, s'y soit refusée, soit que des gaz répandus et concentrés dans une partie de l'intestin, sortes d'îlots flottants, qu'il serait plus raisonnable d'accuser, s'y soient opposés.

Dans tous les cas de maladie des intestins, le sang diminue; cela se comprend facilement, et si l'on attend qu'il soit devenu si rare qu'il n'y en ait plus, certainement on pourra mourir de cette maladie comme d'une autre. Le traitement doit donc consister à vite rétablir les fonctions générales des intestins, et ce traitement doit être évacuant.

Dans le cas de dévoiement chronique, on croirait au contraire devoir arrêter les fréquentes évacuations inutiles qui ont lieu, et c'est, en effet, ce qui arrive en purgeant.

Les aliments que ces malades s'ingurgitent quelquefois en grande quantité et très souvent, n'agissent pas sur les humeurs qui sont la cause de la maladie. L'intestin n'absorbe rien du dehors au-dedans, et les lavements, qu'on croit donner aussi calmants que possible, agissent précisément dans le sens de la maladie; ils la causeraient si on ne l'avait pas. Il s'agit de réveiller la sensibilité pour rétablir les fonctions.

Ces dernières maladies viennent souvent à la suite des fièvres de marais, où l'on a fait grand usage des quinas et d'autres astringents, et dans ce cas, il faut traiter les causes assoupies de la fièvre qu'on avait en même temps que le mal, qui est la conséquence des remèdes imprudemment administrés. Ainsi, qu'il y ait dyssenterie, raison de plus pour purger, sauf à ne pas exciter le flux sanguin.

On réussit assez ordinairement à calmer les tranchées, les évacuations sanguinolentes, en introduisant dans une tisane *ad hoc* un peu de térébenthine de Venise.

Dans toutes ces maladies, il faut un peu de bonne volonté et d'abandon de la part des malades pour se soumettre au traitement des somnambules, parce que leurs réflexions ne sont jamais favorables au genre de médication proposé par ceux-ci, surtout dans cette maladie, où les uns croient avoir été purgés par leurs vomissements, les autres par leurs dévoiements. Hélas! c'est à prendre ou à laisser; car l'opinion des somnambules est si bien arrêtée qu'ils ne changent jamais d'avis. « Voyez donc, disent les malades, comme nous sommes amaigris? Où donc seraient nos humeurs dans l'état d'épuisement où nous sommes? Comment pouvoir nous purger? Il faut bien plutôt nous restaurer. »

Mais il n'est pas d'autre moyen de restauration, ou garder la maladie ou en ôter la cause, et ne pas attendre qu'il soit trop tard.

Les somnambules raisonnent peu et sont très-laconiques; ils répondent ordinairement par des comparaisons aux raisonnements ou aux objections qu'on leur oppose. Comme ceux-ci pèchent par défaut de philosophie, et que les somnambules sentent la nécessité de rendre plus frappants, plus sensibles leurs arguments, de les adresser au bon sens, à la raison, le système des comparaisons ou paraboles leur semble préférable: par exemple, une dame voulait qu'on ne prît pas garde à la cause de la maladie qui passerait bien vite d'elle-même si on pouvait beaucoup la soulager. Le somnambule répondit : « Si je mourais dans « quelques semaines, qui vous guiderait après moi? Il « vous faudrait des soins de chaque jour tout le reste de « votre vie. Au surplus, écoutez cette fable: Une femme « aimant beaucoup la propreté dans sa maison, se plai- « gnait à son voisin de ce qu'elle avait beau balayer, « épousseter les meubles et le plafond de sa chambre, elle « était néanmoins toujours couverte de poussière. Le « voisin lui fit cette simple réponse : Bouchez les trous « qui sont au plancher. »

A ceux qui, après avoir fait longtemps et beaucoup de remèdes pour une maladie qui ne s'est pas guérie et qui vont de guerre-lasse trouver les somnambules, mais en leur faisant la condition de les guérir sans drogues, ils répondent : Tous tirent à la cible, et il n'y a que les balles bien dirigées qui touchent au but. Enfin ils se servent de lieux communs qui leur sont particuliers ; par exemple à ceux qui s'étonnent que les médecins ne les aient pas guéris, ils disent : La cause est bien cachée, et l'on perd beaucoup de temps à chercher un objet où on ne l'a pas perdu. Si on l'eût cherché où il est, on l'aurait trouvé.

Un malade qui avait déjà consulté des somnambules sans en obtenir grand chose d'avantageux pour sa santé bien dérangée, s'étant adressé à nous, manifestait des craintes de ne pas mieux réussir, etc. Le somnambule lui répondit par cette comparaison pleine de justesse : Un fou, qui voulait faire son pain, jeta sa farine dans le pétrin par sa fenêtre qui était assez haute. Le vent soufflait fort, et en emporta les trois quarts; il ne put avoir qu'un très-petit pain. Un pauvre vint demander à sa porte. Allez, lui dit-il, je n'ai pas assez pour moi. Belle allusion aux somnambules qui ne s'occupent pas exclusivement des malades.

Ce que nous disons ici, et qui serait une digression choquante dans tout autre genre d'ouvrage, est nécessaire pour faire percer le caractère particulier au somnambulisme, avec qui il n'y a ni transaction, ni accommodement possible ; il pourrait se rencontrer des lecteurs dans le cas dont il s'agit dans ce chapitre, bien tentés de penser qu'en effet les purgatifs ne leur plairaient guère dans le traitement de leur maladie. Nous avons déjà dit que l'on peut composer des remèdes qui, tout en purgeant, restaurent et fortifient ; nous le répétons : ici surtout il convient de soigner les préparations et de proposer tout à la fois un remède et une alimentation souveraine.

Les lavements indispensables doivent être combinés de manière à porter aux parties saines des intestins une nutrition dont on peut croire qu'ils sont avides ; car le corps est affamé dans cette maladie.

« Il est étonnant, s'écrient les somnambules, qu'on ne
« pense pas à nourrir le corps par absorption, à l'aide
« de cataplasmes sur toute la région abdominale ; on les
« retirerait à moitié digérés, si on savait les faire avec
« des substances convenables, propres en même temps
« à nourrir et à préparer les voies au rétablissement des
« fonctions gastriques. »

On croirait également qu'il faut, dans cette maladie, des boissons aussi légères que possible. Ce qu'il y a de certain, c'est qu'il ne les faut pas en abondance ; toutefois le peu qu'on en donne doit être très-actif ; elles sont presque toujours rejetées dans les premiers instants ; mais ce qui en demeure travaille, et au bout de quelques jours, elles se digèrent d'autant mieux que, comme nous l'avons dit à l'égard des lavements, elles sont avidement saisies.

Les applications sur la région de l'estomac de matières fermentatives sont quelquefois très-utiles dans ce cas ; elles donnent l'essor, l'impulsion, le mouvement, et elles aident à dissoudre les corps qui se forment d'une manière anormale, elles assouplissent les racornissements. Quand la matière biliaire en est la cause et qu'elle tapisse les parois, il faut des amers tirés des substances animales comme le fiel de bœuf. On l'emploie en lavements lorsqu'on a lieu de supposer que ces mêmes saburres sont étendues dans le prolongement des voies intestinales. Cela ne nuit jamais et a toujours un effet bien marqué.

Quelques sortes de gastrites sont les suites de migraines dont les saburres de l'estomac étaient la cause ; c'est presque toujours une disposition de la bile, chez certains tempéraments, à se dessécher après s'être répandue en trop grande abondance pour les digestions. Le suc pancréatique étant plus fermentatif n'a pas cet inconvénient, quoiqu'il puisse pécher dans sa qualité, ce qui arrive assez souvent ; témoins les diarrhées qui naissent de coliques d'estomac et qui ont lieu dans les chaleurs de l'été. Cela arrive aussi pour avoir bu en trop grande abondance de l'eau aux sources vives, ayant eu chaud. Cela peut déterminer des pleurésies très-dangereuses ; mais si l'on en est subitement affecté, il n'y a plus de pleurésie à craindre ; les souffrances qu'on éprouve ramènent assez la sueur et la circulation du sang.

Si l'on se rappelle les fatigues de la tête dans les mo ments qui précèdent les vomissements, on ne sera pas éloigné d'admettre que les migraines soient causées par un état anormal de l'estomac. La correspondance est si immédiate, ces deux parties de notre corps sont si solidaires, ont une intimité si grande, qu'il ne peut se faire que l'estomac souffre sans que le cerveau en soit fatigué. Cependant, dans la gastralgie où les rapports à la gorge sont devenus fréquents, habituels, quand cet organe est profondément altéré, la tête peut ne pas ou peu souffrir de son affection ; il y a beaucoup de tristesse, de taciturnité, mais c'est tout.

Le sommeil manque habituellement dans ces maladies, et la moëlle des os s'y épuise; c'est pour la même raison, quoique le résultat semble si différent. On comprendra bien facilement que la moëlle soit absorbée, mais on comprendra moins bien pourquoi l'insomnie, parce que nous ne savons pas le mystère du sommeil, ni ce qui s'opère quand il se produit.

Pour cela, en général, il faut admettre deux vies : une vie active et une vie passive, fournissant chacune leur carrière à tour de rôle. Les fluides grossiers sont partout en mouvement dans la vie active; nous travaillons et nous digérons ; puis, sinon toujours par la fatigue, mais par l'habitude, le sommeil nous saisit et nous oblige au repos. Dans cette maladie, le corps est toujours affamé, et quoique las, il n'aborde pas au sommeil; il attend toujours; sa vie active est incessante. Les moribonds attendent quelquefois pour mourir de se repaître une dernière fois de la vue de quelqu'un, d'un parent, d'un ami, d'une personne chérie. Cette attente suspend l'arrêt du ciel ou de la nature. Eh bien! la passion famélique du corps chez les malades dont nous parlons, suspend aussi l'exécution de la loi naturelle qui nous impose le sommeil.

Toutes les fois qu'un ou plusieurs organes s'alimentent chez nous aux dépens d'un autre, il ne peut pas y avoir sommeil.... naturel (parce qu'il y a d'autres sommeils dont nous parlerons, comme dans la catalepsie, le coma et la léthargie). Dans beaucoup de rhumatismes aigus articulaires, les malades ne dorment pas; leurs jointures s'enflent et souffrent : c'est, disent-ils, à cause de leurs douleurs qu'ils ne peuvent reposer, mais ils se trompent; c'est leur vie active qui se continue. Il y a mouvement ailleurs que dans les vaisseaux sanguins par la marche des humeurs vers les jointures. S'il n'y avait que des douleurs, le sommeil triompherait, car il est plus puissant qu'elles.

Il ne peut pas y avoir sommeil chez ceux qui souffrent de la faim; ils le cherchent pour oublier leur souffrances ou dans l'idée que la mort, moins cruelle, les ravira pendant ce temps; mais cet en vain; et l'on ne saurait dire si c'est du désir de dormir ou de la faim qu'ils gémissent le plus, quand l'heure des dernières convulsions arrive.

Quelques nourrices couchent leurs enfants avec elles; ces enfants tètent pendant le sommeil de leur mére, mais cela est naturel; le plus ordinairement, ils les débarrassent de l'excédance de leur lait; celles-ci ne s'en trouvent que mieux, leur sommeil ne saurait être troublé. Mais qu'au lieu d'un enfant, elles se proposent de nourrir un vieillard ou plusieurs enfants, de quelque façon que vous alimentiez ces nourrices, elles s'épuiseront et tomberont dans l'insomnie.

Les fièvres chaudes produisent le même effet par la consommation de vitalité animale.

Quand les tracas, les embarras, les soucis domestiques ôtent le sommeil, c'est qu'ils continuent la vie active.

Aussi, dans les gastrites intenses, dès qu'on a fait quelques applications convenables, dès qu'une médication est faite selon le désir de la nature, le sommeil revient.

Les frictions onctueuses animalisées et convenablement aromatiques produisent le même effet.

Il faut qu'un médecin ait l'oreille comme les Indiens, le cri de la nature doit être entendu de lui; il faut que son œil aperçoive les traces, si légères qu'elles soient, des maux qui ont passé, qu'il en suive la piste pour les trouver et les reconnaître malgré leurs métamorphoses; il faut que tous ses sens aient gagné en étendue et en subtilité, comme il arrive d'une autre manière chez les habitants des déserts ou des forêts sauvages. C'est là le tact qui constitue son habileté et établit sa réputation; il est difficile de l'acquérir, mais ce n'est pas impossible.

On croit généralement que les somnambules voient, ou que les maux, se reflétant sur eux, ils en ont la perception, on s'éloignerait moins de la vérité en disant qu'ils ont l'intuition, ce qui se rapprocherait beaucoup plus de l'instinct ou perspicacité des sens. La partie leur rend compte du tout. Ils touchent la main du malade ou bien une mèche de ses cheveux, et ils savent, ou ils sentent, ou peut-être voient-ils quelquefois. Cela est rare. Ils sentent d'abord, à la manière dont ils sont impressionnés, la nature primitive ou foncière du tempérament. De là aux inductions, il n'y a qu'un pas; et ce qui nous paraît si merveilleux, savoir : qu'ils viennent à obtenir une certitude du caractère particulier de la maladie et de ses causes générales, n'est pour eux qu'un jeu de leur sens. Il n'est pas un homme sérieux et amoureux de l'art qui n'en pût faire presque autant au bout de dix ou quinze ans de pratique avec un bon somnambule. On dirait de ce médecin qu'il a la double vue, pendant que ce serait tout simplement un bon observateur.

C'est dans le traitement des gastrites qu'il importe de ne pas se tromper dans le diagnostic. Si elles ne sont pas promptement modifiées, on peut être sûr que les remèdes employés ne valent rien ; elles ne doivent pas demeurer stationnaires. Ces maladies s'aggravent sous l'influence des remèdes inutiles, lors même qu'ils sont très-inoffensifs.

Maladie du larynx.

Un accès de colère, un éclat de voix, l'obligation de dissimuler un vif mouvement d'impatience ou d'indignation, peuvent amener une laryngite venteuse qui éteint la voix. Une esquinancie maligne, un mal de gorge simple, trop souvent répété, causé par des refroidissements, peuvent aussi diriger des humeurs vers cet organe délicat et y faire naître une fâcheuse maladie, surtout quand le sang contient des âcretés de nature corrodante. La phthisie laryngée ne reconnaît pas d'autres causes ; les tempéraments sanguins bilieux y sont plus particulièrement sujets ; chez les autres, les mêmes causes empâtent, aigrissent l'organe, font élargir le cou ; déterminent des goîtres, des excroissances même volumineuses, le plus ordinairement indolentes ; très-rarement elles deviennent cancéreuses ; pourtant on l'a vu.

Dans la laryngite aiguë le sommet du poumon devient malade aussi; l'inflammation s'y communique; cela devient très-dangereux , surtout s'il s'est formé des ulcères. Les emplâtres vésicatoires ne soulagent pas; on ne sait trop ce qu'il faudrait employer pour détourner l'irritation; puis, les parties ne se prêtent pas à ces traitements locaux ; les applications de sangsues n'y font rien de plus, et les sinapismes appliqués aux jambes, aux cuisses, ne font pas davantage, à cause de l'éloignement du foyer; les remèdes intérieurs, sauf les gargarismes, agissent peu. Que faut-il donc faire, sinon de tâcher, s'il en est temps encore, de modifier la bile et le sang , de les alléger et de les adoucir.

Voilà comment les somnambules se comportent : applications d'axonge et oignons de lys à l'extérieur ; quelquefois il faut hacher de la verveine pour l'y mêler, quelquefois il faut de la verveine toute pure , placée en cravate.

Large emplâtre de poix au dos, allant jusqu'à la nuque.

Boisson dépurative , adoucissante , légèrement purgative et amère; lavement chaque jour, nourrissant et très-purgatif.

Quelques pilules de térébenthine de Venise, soufre , sucre-candi; ces pilules doivent être gardées longtemps dans la bouche pour que la térébenthine coule lentement.

La diète doit être exclusivement des potages légers au bouillon de poulet et de jarret de bœuf.

On tient en général trop compte de la fièvre dans cette maladie; on attend qu'elle soit passée ou considérablement modifiée pour appliquer, dit-on, des remèdes; mais la fièvre étant symptomatique ne diminue qu'autant qu'on modifie le principe de la maladie, et les remèdes qu'on administre contre la fièvre, ne peuvent trop convenir ; d'ou résulte qu'on prend la route diamétralement opposée à la guérison.

Il est certain que ces traitements sont fort scabreux , que les voies ne sont pas larges, quelles sont bien dificiles à saisir , encombrées de mille difficultés. Hélas ! ce sont des raisons de plus pour prendre un parti conforme au plus grand intérêt du malade.

Il arrive assez souvent qu'un traitement, quoique dirigé contre la cause de la maladie, fatigue le malade qui en conteste l'opportunité, et comme il désire le suspendre , se reposer, c'est au médecin à aviser; cette fantaisie peut tout compromettre.

En face d'un mal grave , si l'on est sûr des moyens, pourquoi ces hésitations? Du reste, ce surcroît de fatigues peut être une crise salutaire, un effort de la nature, comme quand une éruption se propose de paraître : il y a accablement, fièvre, fatigues de tête; or, comme vous traitez toute autre chose et que l'éruption ne se montre pas encore, arrêtez-vous dans ce cas, changez la médication, veuillez temporiser et calmer, vous tuez le malade.

Au début des affections graves du laryrx, l'électricité, les bains de vapeur seraient d'un grand secours, feraient presque toujours avorter la maladie; l'on doit toujours supposer que le mal sera tenace, et deviendra dangereux, si le sang est âcre, visqueux, scorbutique, parce qu'avec ces dispositions il se formera vite des lésions , des ulcérations malignes; cela est clair comme le jour.

Epanchement ou rhumatisme laiteux.

Ces maladies sont plus communes qu'on ne croit, et elles exposent à beaucoup de maux les femmes qui en sont atteintes; il y a un sentiment de froid partout où les humeurs laiteuses se portent, et les nerfs en sont très-affectés. Il peut venir des dartres sèches ou humides selon le tempérament; elles préservent de beaucoup de malaises intérieurs. Mais le plus ordinairement on cherche à les faire disparaître, et alors ce virus peut frapper sur les organes des sens, se porter sur les viscères; mais c'est à la tête particulièrement qu'il exerce ses ravages. Il peut dépouiller le cuir chevelu et le remplacer par des croûtes, ce qui est heureux encore. Tant que ces humeurs sont fluides, le traitement est facile ; mais lorsqu'elles sont desséchées, il faut plus de temps et de patience, encore n'en triomphe-t-on pas toujours à sa satisfaction. Beaucoup d'aliénations mentales reconnaissent cette cause : des tics, des déportements d'esprit, des inclinations bizarres, de la taciturnité, des goûts extravagants, etc.

Il n'est point de maladies sachant mieux dissimuler leur cause. Elle prend toutes les formes et toutes les figures; il faut un grand tact pour reconnaître un principe unique à des affections si diverses. Puis cette humeur ne se tient pas toujours isolée, elle se mêle aux autres, et les vicie toujours ainsi que le sang; quand elle passe dans ce dernier, il est rare que les parties naturelles, les cuisses, le bas-ventre, les fesses, etc., ne soient pas couverts de dartres et de pustules.

Quand elle se combine avec la bile, elle amène les tics avec les maux nerveux dont nous avons parlé; quand le tempérament est glaireux ou lymphatique, il peut survenir des tumeurs, des engorgements, l'hydropisie de matrice, des catarrhes, des dévoiements chroniques qui affaiblissent beaucoup sans amener le moindre soulagement.

Il ne faut pas demander si les somnambules purgent dans ces différents cas. Les médecins les plus éloignés de leur système en auraient la pensée.

Les plus rebelles de ces différentes formes de maladies provenant des humeurs lactées sont les sèches, ou celles qui sont anciennes et dégénérées. Les somnambules reconnaissent la présence de ces humeurs jusque dans l'extrême vieillesse, de même que les gales répercutées. Ils apprécient leurs dates quelquefois avec une justesse étonnante.

On peut affirmer que sur vingt cas de surdité ou de cécité, quinze appartiennent à ces deux causes, et partant sont parfaitement incurables.

Quand ces humeurs se portent au visage et qu'il se forme des ulcères, elles peuvent le dévorer entièrement, s'attacher aux cartilages du nez, et le faire disparaître ; en un mot, rendre une personne hideuse, effrayante.

Cela peut aussi déterminer des paralysies locales, une atrophie des membres, etc.

L'on doit se conduire ici comme dans les rhumatismes en général, et selon les combinaisons qui se sont faites ; attaquer les humeurs. Seulement l'on réussira mieux dans les affections sèches avec des remèdes concentrés sous la forme de sirop puissant, qu'on n'administre qu'à petite dose ; les lavements moins fréquents, mais indispensables, des frictions onctueuses, antinerveuses; un régime approprié.

Les lotions chaudes avec du lait déterminent souvent des éruptions fort avantageuses pour débarrasser le sang, on y réussit presque toujours. Mais il ne convient d'employer ce moyen qu'à la fin du traitement ; et lorsqu'il reste de ce vice dans les chairs , dans les jointures , on peut encore l'en enlever et achever la cure par des applications dont nous aurons lieu de parler quand nous passerons à la pratique. Ces mêmes applications réussissent mieux encore dans les épanchements chez les personnes de tempérament plus humide ; elles exigent beaucoup moins de temps. Toutefois dans l'un ou l'autre cas, la chronicité, les dégénérescences qui obligent de poursuivre deux maladies à la fois, sont des motifs de difficultés plus grandes.

Les engorgements récents se conduisent de la même manière ; mais comme il n'est pas rare qu'une maladie antérieure y ait donné lieu, il faut y avoir égard , autrement on éprouverait une résistance fâcheuse , et des surprises désagréables.

Il est un régime à suivre, à l'aide duquel on préviendrait presque tous les accidents qui accompagnent les couches. C'est de ne pas souffrir la constipation pendant les derniers temps de la grossesse, ni immédiatement après, comme il arrive presque toujours ; ce sont des causes fertiles en désordres de toute nature.

Les somnambules évitent toujours ce que l'on nomme fièvre de lait, et qui se manifeste dans le troisième jour chez les femmes qui ne nourrissent pas.

Je n'ai jamais vu non plus qu'ils fissent faire de ces applications sur les seins, qui les font disparaître à jamais ; ces méthodes coupables, au point de vue de la beauté des femmes, peuvent avoir de terribles conséquences physiques dans les grossesses subséquentes , où les sécrétions ne se peuvent plus faire d'une manière normale, puisqu'on a anéanti les glandes, et formé, par cela même, mille petites obstructions ; il en résultera des hydropisies, des suites de couches, desquelles on ne pourra plus se relever, des maladies de langueur, des épanchements dans le bas-ventre qui donnent lieu à ce que l'on appelle dérangements, ce qui dégénère en maux de matrice, et tue les femmes à la fleur de leur jeunesse après d'atroces souffrances.

C'est toujours à l'aide de lavements qu'il faut purger dans tous ces cas avant l'accouchement, et trois jours après; il ne faut pas se croire quitte de ses soins, avant que les forces, l'appétit et la fraîcheur soient revenus.

Les lavements purgatifs légers procurent toujours d'heureuses couches, de très-promptes délivrances. Toutes les femmes qui ont été soignées sous ce rapport pourraient le témoigner. Si l'on compare les maux et les souffrances que l'on évite, au peu de remèdes, au peu de soins qu'il y a à prendre pour cela, on est étonné que les personnes du sexe, si amoureuses de leur conservation, n'y songent pas davantage.

Ces soins ne se bornent pas seulement aux mères, mais réagissent sur leurs enfants. Il faudrait qu'elles eussent fait toujours un petit cours d'anatomie *ad hoc*, avant, ou après le mariage, pour leur faire comprendre la situation de la matrice eu égard aux intestins et aux reins; et elles sauraient alors ce que l'habitude de la constipation à laquelle elles ne veulent pas prendre garde, peut avoir d'influence sur la santé et sur l'avenir de leurs enfants. Leur tendresse maternelle les déciderait à faire en faveur de ces derniers, ce qu'elles négligent si imprudemment pour leur propre compte.

« Il manque à la science, » disent les somnambules,

« de savoir juste ce qui importerait le plus pour elle,
« c'est-à-dire la faculté d'aspiration et d'inspiration des
« intestins. Le fœtus vient au monde imprégné des putri-
« dités contenues soit dans les reins, soit dans les intes-
« tins de sa mère; la plupart des femmes dans leur gros-
« sesse ont des hémorrhoïdes internes. Qu'est-ce à dire,
« sinon que les reins renferment un foyer de putridité !
« et l'on veut prétendre donner le jour à des enfants
« bien sains, étant dans cet état ? cela est absurde.

« De ce que la nature souffre longtemps cet état de
« choses sans dérangements sensibles dans la santé appa-
« rente, l'on induit qu'il n'y a pas lieu à y remédier ;
« mais si l'on pouvait avoir une idée des conséquences
« pour l'avenir, on tremblerait.

« La *médecine* consiste à nettoyer le corps des impu-
« retés qu'il contient, ou bien elle est un non-sens. On
« ne peut pas supposer une maladie sans une cause, qui
« ne peut être qu'impure ; or, savoir purger, nettoyer,
« c'est toute la médecine ou il n'y en a point.

« On a à cet effet conservé le nom de *médecine* aux re-
« mèdes qui purgent essentiellement, qui sont laxatifs. Ce
« mot est vieux, mais il est néanmoins conservé comme
« tradition, pour signifier qu'en ce remède consiste toute
« la médecine ; et il n'est pas donné aux hommes de cor-
« rompre l'essence d'une science. Ils peuvent bien, à
« force d'élucubrations imaginaires, se corrompre l'en-
« tendement ; mais ils ne peuvent entraîner la nature
« dans cette voie perverse, elle demeure *elle-même*
« envers et contre tous, et il faut toujours repasser par
« son sein pour y retrouver la vérité perdue, ou pour
« apprendre à la reconnaître sous les ridicules accoutre-
« ments dont la faillibilité des sciences humaines l'ont

« petit à petit affublée jusqu'à la travestir et à la rendre
« méconnaissable.

« Que l'on demande à un ignorant, après lui avoir
« montré la disposition des organes du corps humain et
« expliqué leurs fonctions, s'il doit se former des hu-
« meurs superflues : il répondra affirmativement, et sans
« hésiter. Puis qu'on lui demande ensuite quelle partie
« du corps elles doivent occuper comme siége, il leur
« assignera les reins, le bassin. Puis, si on lui explique
« bien les facultés intestinales et qu'on lui pose cette
« troisième question : en quoi devrait consister l'art de
« guérir ? il n'en verra pas d'autre que d'employer la
« faculté absorptive des intestins, et voilà la nature de la
« science médicale réhabilitée par un pur ignorant.

« Cette unique règle ne peut être sujette qu'à des res-
« trictions ; car, il faut un art pour savoir la mettre en
« pratique. Appliquée brutalement, sans réserve, sans
« précautions, sans discernement, sans observation pré-
« liminaire, elle pourrait nuire quelquefois ; mais, nous
« le répétons, là est tout l'art ; il n'y en a pas d'autre. Il
« ne consiste pas dans le choix, il n'y en a point à faire.
« Comme toutes les douleurs sont douleurs, toutes les
« maladies sont maladies. Point de maladies quand tout
« est bien ordonné dans les systèmes sanguin, organique,
« humoral, quand l'harmonie règne entre eux. Mais
« dès qu'elle est rompue, l'équilibre cesse ; il faut le ré-
« tablir, sans quoi point de guérison. Il faut donc savoir
« quelle est l'humeur qui a pris la domination, et dès
« qu'on l'a reconnue, on retombe dans la règle, on n'a
« plus le choix. L'art commande en maître, et de nou-
« veau il faut lui obéir ; car cet art, c'est la nature qu'on
« ne peut pas évincer, qui ne subit point de fantaisies,

« qui commande rigoureusement, impérieusement, qui
« pose toujours sa condition *sine qua non* : cela ou rien.
« Le vrai médecin n'a donc pas le choix. »

En quoi consistent les restrictions pour l'application de la doctrine médicale des somnambules.

Plus la doctrine est efficace, plus il faut se prémunir contre ses effets. Ainsi les somnambules qui purgent toujours ne le font jamais intempestivement ; cela est bien à remarquer. Ils ne se servent jamais de préparations pharmaceutiques faites à l'avance, ils n'emploient pas les médecines telles qu'on est dans l'usage de les préparer selon les formules du Codex. Nous pourrions citer une foule de cas où l'emploi de ces préparations seraient fatal, en ce sens qu'il ne ferait que précipiter d'une maladie dans une autre toujours pire. Ce n'est donc pas en vain que les somnambules disent : tout l'art est là. Voici un exemple : soit une maladie dont les symptômes suivent :

Oppression, toux,

Pléthore humorale,

Embarras du foie et des reins.

Or, croyant d'appliquer la doctrine somnambulique vous procédez en donnant la médecine suivante, à prendre le matin, de trois en trois jours, même en la faisant précéder par des bouillons aux herbes :

Séné mondé, ou follicule, 45 grammes,

Manne commune, autant,

Violettes, 20 grammes,

Infuser dans un tiers de litre d'eau.

Prendre à jeun.

Voilà un remède bien innocent, direz-vous, et dans cinq jours l'hydropisie sera imminente, incurable.

Autre exemple : ici c'est un jeune sujet : symptômes :

Face blême ,

Douleurs vagues et générales ,

Palpitations pour les moindres mouvements ,

Perte d'appétit , dégoût ,

Lassitudes , ennuis , tristesse.

Ces symptômes montrent un rhumatisme humide, glaireux ou lymphatique. Appliquez la même médecine; dix jours après vous aurez engorgement des jointures , tumeurs blanches ou paralysie.

Troisième exemple , symptômes :

Erysipèles fréquents , fluxions, maux de gorge ,

Eruptions volages à la peau ,

Douleurs des hypochondres ,

Constipation habituelle,

Appétit quinteux , mauvaise bouche.

Donnez le même remède, et si vous avez affaire à une femme , dans quinze jours vous aurez à traiter une affection grave des reins, de la matrice. Si c'est un jeune homme, il viendra douleurs et engorgement des hanches, des aines , des reins , des testicules peut-être , de la vessie , etc , tous les désordres d'une affection vénérienne dégénérée , voire même ulcération et végétation.

Nous pourrions multiplier ces exemples , si nous ne considérions que l'extrême nécessité qu'il y a de se tenir en garde contre l'emploi imprudent des purgatifs, si doux et si bénins qu'ils paraissent. Mais on le comprendra suffisamment quand on se sera familiarisé avec la méthode , et qu'on la possèdera comme par cœur.

Nous donnons ici, pour exemple, une médecine où il entre quarante-cinq grammes de séné ; c'est beaucoup , mais ce n'est que la dose ordinaire des préparations phar-

maceutiques. Dans les boissons journalières que pres-
crivent les somnambules il n'en entre que cinq ou six,
encore se combinent-ils avec des substances nutritives
ou mucilagineuses, qui permettent au séné d'agir sans
irriter, ni affaiblir, ce qui procure aux malades l'immense avantage de conserver leur tranquillité d'esprit
et leur sécurité. Qu'importe, disent ces derniers, ces
purgations de chaque jour? nous n'en dormons pas
moins, nous n'en avons pas moins d'appétit, et nous
nous trouvons mieux disposés pour vaquer à nosoccu-
pations.

Nous avons déjà eu l'occasion de parler des frictions
générales dont les somnambules font si grand usage, et
nous y revenons parce qu'on ne saurait assez insister sur
leur urgence pour maintenir le calme dans le système nerveux, et par là aider à l'effet intérieur des remèdes ; car,
on gagne par le fait d'employer trois fois moins de substances purgatives, et d'obtenir le même résultat : 1°
moins de dégoûts pour les malades ; 2° moins d'irritation intérieure ; 3° une facilité plus grande à obtenir leur
agrément et leur bonne volonté ; 4° leur persévérance si
nécessaire au succès.

Pour les praticiens sérieux, ceux qui veulent guérir,
ces considérations ne seront pas de peu d'importance.
Ceux qui ne voient que la surface de la médecine, qui
se contentent de soulager, de pallier, ne feront pas cas
de ceci, ni de notre doctrine en général. Mais les médecins amoureux de leur art, les malades amoureux de la
vie, de la santé, et les personnes graves, qui appren-
dront avec ce petit ouvrage à se prémunir contre les
accidents, n'y seront pas indifférents.

Une règle générale sans exception, c'est d'introduire

toujours plus de substances purgatives par les lavements que par les boissons, et de ne donner jamais ces dernières sans être précédées de lavements ; encore arrive-t-il assez souvent qu'on ne peut administrer les boissons qu'au bout de trois, quatre, ou même huit jours après l'usage des lavements purgatifs, tant il importe d'ôter l'encombrement humoral des reins et des viscères inférieurs.

Nous allons plus loin dans ce genre d'observation. Il est des sujets chez qui des chutes humorales sont imminentes, quelques précautions qu'on puisse prendre ; à peine vous toucherez aux humeurs que les accidents arriveront ; n'y touchez pas, ils arriveront également. C'est dans les maladies causées par de très-grandes abondances d'humidités. Il faut avant tout débarrasser les membres avec l'eau de Pradier, et commencer ainsi par où l'on finit dans la majorité des cas de rhumatisme. Quoique ce remède soit inscrit sur les Codex nouveaux, et qu'il soit simple et facile à faire, il n'est pas en usage ; on ne le connaît que sous le nom d'*eau de Pradier*. On en fait des applications aux pieds et aux jambes à la fois, comme de simples cataplasmes, que l'on garde vingt ou vingt-quatre heures, et que l'on renouvelle suivant le besoin trois ou cinq fois.

Ce remède fait sortir en grande quantité les humeurs répandues dans les membres, par les pieds, les jambes, qui sont plus immédiatement soumis à son action ; on doit aussi s'en servir généralement, et c'est un très-bon moyen, pour ôter les rhumatismes, pour confirmer une cure et guérir le sang des vices anciens qui peuvent l'infecter.

L'auteur de cette eau l'appliqua à Napoléon Bonaparte à son retour d'Egypte, où celui-ci avait contracté une maladie de la peau qui desséchait son corps et menaçait même son existence. Sa santé en fut tellement améliorée qu'il n'éprouva plus depuis aucune indisposition.

Nous avons appliqué ce remède sur trois ou quatre mille personnes qui n'ont jamais eu qu'à s'en louer, quoiqu'il soit un peu fatigant à cause de l'extrême chaleur qu'il fait éprouver à tout le corps, et du repos qu'il oblige à garder.

Il faut qu'une paralysie soit bien intense, bien incurable, et que sa cause ait produit de grandes perturbations pour qu'il n'en triomphe pas; ou plutôt il faut que l'état des viscères n'en puisse permettre l'emploi, ce que nous avons vu arriver. On comprend que s'il y a eu une maladie organique, il faudra d'abord guérir l'organe, et lui rendre sa force et sa puissance pour appliquer le remède; il tuerait dans une affection de la poitrine, si ce n'est immédiatement, au moins plus promptement, en donnant plus d'empire à la fièvre hectique et aux sueurs nocturnes, qui épuisent tant dans cette maladie, où le magnétisme lui-même accélère la mort.

Nous avons donné à ce remède le nom d'*application égyptienne*, parce qu'il est à peu près sûr que le sieur Pradier en a acquis la recette en Egypte, où il suivit le premier consul.

On remarque que l'eau égyptienne est conséquente avec le fond de la doctrine médicale que nous exposons ici. Elle purge, elle aussi, elle nettoie les membres, les muscles et même les os. On est étonné de ses effets, car ils sont sensibles, appréciables; ils se palpent. Des malades en ont été allégés considérablement dans leur propre poids, bien que, n'ayant point eu de remèdes à faire simultanément ni de régime à garder, ils pussent boire et manger à leur gré et selon leur appétit pendant tout le temps de ces applications , et qu'une heure après les leur avoir enlevées, ils pussent courir de nouveau à leurs occupations les plus pressantes.

C'est à cause de cette qualité purgative , ou plutôt sudo-purgative que ce moyen a été remarqué et a excité l'attention de quelques somnambules sérieux qui se le sont appropriés avec plaisir. Il demande un très-grand soin dans son application, et de la patience de la part des malades , car ce n'est pas un remède coquet. Il charmerait peu une petite maîtresse, et il n'y a pas lieu de l'employer dans le cas de ces malades chez qui les indispositions de commande sont le ressort le plus actif de leurs intérêts et de leurs plaisirs.

Des crises nerveuses en général et de l'épilepsie.

Nous entrons ici dans le domaine de l'inconnu en médecine ; nul ne le niera. Qu'est-ce en effet que ces perturbations violentes où les sens et la raison s'égarent et s'anéantissent ? Pourquoi cette infinie variété de formes sous lesquelles se montrent les crises nerveuses ? pourquoi des personnes s'en voyant atteintes, les ont-elles surmontées par la force de leur volonté ? qu'est-ce donc qu'une maladie qui peut être arrêtée par la puissance morale ? Cela est au moins bizarre.

Que penser de l'épilepsie, de cette maladie avec laquelle un homme peut être beau, fort, robuste, rempli d'énergie et de courage, de bravoure et d'intelligence ? que se passe-t-il dans l'organisme qui étreint si subitement un homme, et le livre à l'inertie, en torturant son corps dont le sentiment a disparu? y a-t-il quelque chose de plus éminemment fatal que cet état qui ne respecte rien, qui ravale un homme aussi bas, qui le métamorphose à l'état de cadavre, qui défigure ses traits sous d'abominables grimaces et d'effrayantes contorsions, puis ne le laisse revenir à lui-même qu'en passant par l'intermédiaire de l'idiotisme le plus complet?

Qui a vu le regard bestial de l'épileptique revenant à lui-même, peut s'en faire une idée. On y voit je ne sais quoi de morne, de hagard, de stupide, d'infâme, qui fait pitié, qui émeut et fait horreur tout à la fois.

Une heure après, cet homme sera à table, à son ouvrage ou à ses plaisirs. Il a repris possession de lui-même; il sourit, son intelligence fonctionne; ce n'est plus le misérable de tout à l'heure. On se demande pourquoi cette double manière d'être, dont la transition n'est pas d'une demi-seconde? Cela est incompréhensible.

On serait tenté de croire à quelque intervention d'un génie malfaisant. Cela seul semble justifier un tel phénomène; aussi l'a-t-on appelé *mal de Saint-Jean*, comme si l'on voulait dire frappé de l'esprit prophétique; car quelques-uns murmurent pendant leurs accès des paroles incohérentes, et ils sont tous plus ou moins sujets au somnambulisme lucide.

On disait des prophétesses, des sybilles, des prêtresses des Gaules, même des vestales, qu'elles éprouvaient des convulsions, des accès de fureur prophétique quand elles rendaient leurs oracles; rien ne prouve pourtant que ces personnes étaient nécessairement épileptiques ou convulsionnaires. Les faits des religieuses de Loudun, ceux du diacre Paris ne le prouvent pas davantage. Le magnétisme expliquera tout cela plus tard, et l'esprit de superstition s'effacera devant sa vive lumière.

« Le corps de l'homme est polarisé , disent les som-
« nambules ; un courant magnétique le traverse conti-
« nuellement , et la maladie épileptique n'est qu'un
« renversement subit de cette même polarisation. Il ne
« s'agit que de savoir ce qui, chez les individus qui en
« sont atteints, donne lieu à ce renversement qui sera
« longtemps encore énigmatique. »

Nous déclarons sincèrement n'avoir pas vu beaucoup
d'épileptiques guéris par les somnambules ; ces derniers
répugnent un peu à se mettre en rapport avec ces malheureux. Ils les plaignent , essayent quelques moyens ,
font de grandes dissertations sur les causes probables,
et reviennent à leur renversement de polarité. Ils indiquent le magnétisme, l'électricité souvent répétés; mais
on manque , quant à présent, de moyens propres ; puis
les malades se rapportent peu à ces moyens qui ne leur
paraissent pas efficaces, quoiqu'ils soient les seuls qui
présentent quelques chances de succès. Au surplus, le
somnambule est mal placé pour bien juger de cette maladie , parce qu'il faudrait le mettre en rapport avec
l'épileptique dans un moment d'accès, qu'il y participerait , et alors il lui serait impossible de donner une
consultation.

Quand des épileptiques se sont guéris eux-mêmes, se
consultant dans le somnambulisme , cela a toujours
avec peu de remèdes, mais avec beaucoup de séances
magnétiques.

Nous avons étudié cette maladie pendant longtemps ,
et nous croyons y pouvoir apporter toujours de très-
grandes modifications , comme par exemple d'écarter
les accès, d'un an, ce qui n'est pourtant pas la guérison.

Nous avons imaginé une foule de remèdes, et jusqu'à

présent ils ne nous ont donné que des résultats équiva-
lents. Il se peut donc qu'on maîtrise ce mal ; et en effet
nous le maîtrisons, ce qui nous fait concevoir l'espé-
rance d'arriver à sa cure radicale. C'est du reste
notre pensée depuis très-longtemps, c'est notre rêve
d'ambition et de bonheur, de laisser à la postérité un remède constamment efficace et sûr.

Ce sera peut-être un simple emplâtre, appliqué sur la
région abdominale ; nous l'espérons au moins, car nous
sommes convaincu que ce ne sera jamais par des remèdes énergiques qu'on en triomphera ; nous avons
vu à l'œuvre ces remèdes, et rarement ils ont eu des
résultats heureux. L'épilepsie et toutes les affections cri-
siaques convulsives, sont vaporeuses dans leurs causes,
sont des dérangements, lents ou subits, des courants du
fluide nerveux ou vital. On ne connaît pas assez aujour-
d'hui le phénomène de la vie animale ; ce point important
de la philosophie est toujours le plus négligé. Cette
science des causes s'est rebutée devant ce mystère ; elle
a préféré le juger impénétrable, comme si la création,
en nous donnant l'esprit et nous faisant nous-même
l'objet de ce mystère, nous avait interdit d'y porter notre
regard, n'abandonnant à notre curiosité instinctive que
les choses d'intérêt secondaire. C'est mal juger le génie
créateur. La première étude que nous devons faire est
celle de nous-même ; la première cause que nous devons rechercher est celle de notre vie, ou bien la philosophie n'est plus qu'un mot vain et prétentieux dont
s'affublent des imposteurs. Que dirait-on d'un géographe
qui aurait la prétention de connaître tout ce qui se rap-
porterait à sa science, dans les pays étrangers et lointains,
et qui ignorerait les premières notions sur ce qui se rap-

porte à celui où il est né et où il vit ? Pour nous, nous ne pourrions croire à sa science.

Cette première connaissance en philosophie, et qui faciliterait tant les autres, est indispensable à un médecin ; comment donc justifier la prétention de s'occuper de ce qui regarde le corps quand on ignore quel est le ressort qui l'anime ?

Cette science s'apprendra peut-être plus tard dans les écoles ; aujourd'hui la physique y conduit insensiblement ; mais on en crierait les principes par les rues et par les fenêtres, que personne n'y voudrait croire.

Quand des savants recherchent les causes de faits un peu mystérieux, voilà leur imagination qui s'envole et se perd dans les nuages. Ils ne savent pas que le génie de la création a procédé par des voies simples, et que c'est dans la simplicité de la nature qu'il faut chercher, et non dans le fatras scientifique.

La vie et l'électricité animale, c'est tout un. L'on peut juger du degré de la vitalité chez les gens en bonne santé à l'aide d'un thermomètre, et par la chaleur de la main qui le fera monter davantage.

Dans les fièvres chaudes, dans les maladies inflammatoires, cette électricité n'a plus de frein. L'esprit fermentatif l'a pénétré et débordé. Aussi la vie s'use-t-elle vite dans ce désordre, il s'en fait une incroyable dépense.

Ce principe est répandu dans l'atmosphère, non à l'état latent, et ayant besoin de subir une modification pour devenir propre à la vie, mais à l'état de vie médiate. Nous le respirons avec l'air ; il est la cause de notre chaleur propre qu'il entretient ; nous en faisons une consommation de chaque moment, de chaque seconde ; et nous ne pouvons pas en être privé une minute sous peine de mort.

Cependant l'atmosphère n'en est pas toujours aussi riche en un moment qu'en l'autre, et ce principe subit par elle des variations sensibles; il abonde quand les appareils électriques ordinaires donnent beaucoup et de grandes étincelles ; cet état de la température s'il durait longtemps sans interruption, guérirait de lui-même beaucoup de maladies, de même que l'état contraire en engendrerait soit chez les végétaux, soit chez les animaux. L'année 1853 a montré ce dernier phénomène depuis le milieu du mois de février jusqu'au 22 août ; aussi les végétaux prenaient-ils la tournure d'être malades comme aux années précédentes ; mais à partir de cette époque les progrès de la maladie furent arrêtés.

L'on se rappellera que la mortalité fut grande pendant le temps compris entre février et août ; nos cimetières pourraient l'attester au besoin. Il régna une sorte d'épidémie variolique qui se moquait du vaccin, des varioles discrètes qu'on avait cru jusque-là parfaitement préservatrices. Cette maladie fit beaucoup de victimes à Lyon ; elle saisissait à tout âge. Il régna aussi des fièvres typhoïdes et muqueuses, la grippe, des catarrhes, beaucoup d'attaques d'apoplexie, de paralysie, etc.

Est-ce que l'élément vital se tient dans les régions élevées de l'atmosphère ? que devient-il pendant ce temps ? C'est ce qu'on ne pourrait dire ; toutefois, il manque, et la vie est en souffrance ; les maladies habituellement bénignes peuvent prendre alors de fâcheux caractères.

Les physiciens ont attribué le manque de production d'électricité par le moyen des machines, à l'humidité, à l'abaissement de la température ; cela est vrai , mais on ne se rend pas raison des causes de ces divers phénomènes.

Quand la terre a besoin de pluie, et que celle-ci vient d'une manière normale, cette pluie est imprégnée du fluide vivifiant ; mais lorsqu'elle tombe, contre nature, long-temps et en trop grande abondance, la somme d'électricité qui nous est départie des rayons solaires diminue considérablement, et l'on pourrait dire alors qu'un élément s'en trouve gorgé au détriment de l'autre.

Cet équilibre, cette juste répartition, cette harmonie, pour une raison ou pour une autre, se rompt parfois, et il n'y a pas le moindre doute pour nous que c'est à ces dérangements que nous devons les épidémies, le choléra, etc.

Il est facile de comprendre que cette cruelle épidémie se manifeste par une fermentation momentanée des humeurs, d'où résulte que ceux qui en sont le plus abondamment pourvus en sont plutôt atteints.

Par exemple, si l'on dispose autour d'un foyer seize flacons, dont le premier contiendra trente grammes de miel, le second soixante, et ainsi de suite, jusqu'à un demi kilo, ces flacons étant hermétiquement fermés, et de la même force de verre, etc., quel est le premier que la fermentation fera éclater ? Cela est assez clair.

Or, l'électricité venant à manquer en grande partie dans l'atmosphère, il manque de cet agent qui empêche la fermentation, agent essentiel.

On se rappelle que notre doctrine n'admet que les humeurs comme cause des maladies. Voilà découverte la cause du choléra, et partant les moyens préservatifs et curatifs, savoir : l'électricité, au moyen de la pile ou de tout autre procédé, comme d'une batterie de quelques couples de Bunzen. Grâce à cette bienheureuse découverte, l'on peut toujours obtenir l'électricité et s'en servir.

Il est un autre appareil, bien simple, qui sera bientôt dans le domaine public, à l'aide duquel on obtient, non pas l'électricité, mais un fluide plus analogue encore, s'il se peut dire, avec celui de l'atmosphère. Nous n'en pouvons décrire le procédé, son auteur se l'étant réservé jusqu'à ce qu'on veuille bien l'apprécier et le prendre en considération. Cet appareil est d'un puissant secours dans les maladies gastralgiques qui ont pour effet des vomissements, des crises de convulsions.

On verra plus tard que l'électricité, considérée comme l'agent vital, répondra à toutes les exigences de la démonstration.

> 1e L'agent vital est un feu,
> 2e Il est toujours en mouvement,
> 3e Il est toujours plus ou moins abondamment
> répandu dans l'air, et sans lui l'air ne serait
> plus respirable.

Enfin, il est rigoureusement indispensable à la vie. C'est aux physiciens à voir ses similitudes avec l'oxigène, et à déduire de ses qualités déjà connues celles qui restent à connaître encore. On voit que dans la nature il compose, il dissout. Il est des corps qui l'isolent, il en est d'autres qui le conduisent sans en paraître affectés dans leurs parties ; ces mêmes corps en sont foudroyés, si on les oppose au courant des premiers, en les mettant en croix avec eux. Nous avons déjà dit, et tout le monde sait qu'il aimante puissamment le fer doux que l'on soumet à lui servir de conducteur, tant que son courant le traverse.

C'est aux physiciens à savoir son rapport avec le courant magnétique du globe. C'est surtout les propriétés de ce fluide qu'il importe de bien connaître, si l'on veut s'initier aux mystères de la vie animale.

Pour nous, le fluide solaire, électrique, magnétique, vital, sont une seule et même chose, modifiée par les corps qu'ils traversent. Ils ont la même origine, et tendent aux mêmes effets ; la vie du globe, la vie végétale, minérale et animale. Tout se rapporte à l'homme qui a, lui, une destination future, et chez qui la forme seule peut changer, mais qui demeure homme, visible ou invisible. C'est-à-dire qu'à la mort, il garde sa personnalité, sa distinction, sa vie, son être réel, son corps qui doit périr et se dissoudre n'étant que fictif, illusoire, et purement la dernière manifestation de la vie formale.

Cette essence vitale est-elle la même chose que ce que les théologiens ont nommé *âme humaine ?* Cela n'est guères admissible, car il s'en suivrait que tout ce qui vit serait doué de raison, et participerait aux facultés humaines ; mais d'autre part, si cette essence vitale, la même pour tous les êtres de la création, ne manifeste sa souveraineté spirituelle dans l'homme, que parce qu'elle rencontre la forme spirituelle, ou *l'homme fait à l'image de Dieu*, voici encore le système de l'âme humaine renversé. En effet il y aurait eu par ce principe économie de ressort. On ne conçoit pas bien cette multitude d'instincts différents créés pour chaque être différent. Quoi qu'il en soit, cela importe peu à notre objet. Nous croyons que l'essence vitale est la même pour tous les êtres de la création, dans tous les règnes, et nous nous soumettons pour le reste à ce que la religion enseigne ; car il en est de ces différents systèmes philosophiques et théologiques, comme de celui des anciens astronomes jusqu'à Galilée ; le système de démonstration quant à la science demeure le même dans l'une ou l'autre supposition.

C'est la vie seule que nous avons en vue. L'âme en est-elle distinguée? ou bien le fluide vital est-il spirituel? peu nous importe. Ce qui demeure de motifs de discussion, c'est de savoir pourquoi l'âme humaine, malgré sa dignité, son origine divine, nous laisse-t-elle ensevelis dans la boue de l'erreur? nous permet-elle de raisonner contre le bon sens et la vérité d'une manière atroce? Cette infirmité morale, nous n'avons pas à la traiter, on peut être en parfaite santé avec elle. La connaissance de la vie n'implique pas celle de la vie spirituelle, quoique nous doutions fort que l'une soit cachée dans l'autre, comme la vertu dans la plante.

En cela nous ne cessons pas d'être chrétien orthodoxe : l'une ou l'autre est immortelle : la vie, ou l'âme ! Il fallait nécessairement que les théologiens, pour l'instruction du peuple, qui n'a pas le temps de se faire philosophe, imaginassent une figure qui répondît à l'idée de la succession de la vie, et qui n'obligeât pas de démêler la vie que prouve seule la force des raisonnements, d'avec la mort sensible, la destruction de l'être matériel, après laquelle il n'est plus rien en lui de capable de tomber sous les sens Le mot vient tout naturellement se substituer à l'idée métaphysique, et la difficulté n'existe plus.

Quelques mots sur le magnétisme en lui-même et sur le somnambulisme.

Nous ne voulons pas terminer cet Opuscule sans dire deux mots sur le magnétisme et le somnambulisme magnétique. Par magnétisme l'on ne doit pas entendre autre chose qu'une sorte d'équilibre de chaleur vitale que l'on cherche à établir entre deux individus, dont l'un est languissant et souffreteux, et l'autre chez qui la vie regorge. Qui ignore qu'en quelques cas la vie abonde et veut être dépensée ? Eh bien ! nous disons que cette vie est transmissible.

Vous relevez sur votre chemin un enfant prêt à mourir de froid. Que ferez-vous pour le rappeler à la vie si vous n'avez pas un foyer pour le ramener à la chaleur ; n'essayerez-vous pas de le faire par la vôtre propre ? Et quand cet enfant commence à vous sourire et qu'il est sauvé, de quel élément vous êtes-vous servi ?

Nier la transmission de la chaleur vitale, ne se peut pas : nous ne voulons pas recourir à d'autres exemples. Tout le magnétisme animal est là. Il est le remède le plus curatif et le plus universel qu'il soit possible d'employer. Il ne faut point d'art pour cela, la volonté suffit. Seulement il la faut ferme, patiente et non interrompue, s'il est possible, pendant l'action ou séance, qui peut par circonstance être plus ou moins longue, comme d'un quart d'heure à une heure, quelquefois plus ? C'est pour cela qu'il faut une certaine gravité de caractère, et quelques qualités solides d'esprit et de tempérament pour y réussir.

Si l'on veut agir sur le corps en général, l'on prend les mains du malade dans les siennes, et l'on veut que l'équilibre se fasse; on attend, et c'est tout. Ce que l'on a appelé *passes*, n'est qu'un moyen de soutenir l'attention chez les magnétiseurs qui ne sont pas capables de fixer leur pensée assez longtemps ; ils croient que ce mouvement de la main y supplée ; cela n'est pas, on cesse d'agir dès qu'on cesse de penser et de vouloir.

Le magnétisme du regard, la fascination, le magnétisme que l'on exerce à distance, exigent trop de concentration d'esprit et de volonté pour en user à l'égard des malades. Ces méthodes excitent les nerfs, et peuvent provoquer des perturbations, des fatigues ; elles peuvent émouvoir, contracter les viscères et les muscles. Du reste, ceux qui emploient ces moyens n'ont ordinairement en vue que d'étonner, de surprendre des spectateurs par des effets singuliers, et l'on ne devrait se servir de cette puissance que pour soulager et guérir.

On n'a pas pu jusqu'à présent se rendre bien compte de la manière d'agir du magnétisme chez les malades ; quand nous disons qu'il s'établit un équilibre de chaleur entre celui qui agit et celui qui reçoit l'action, nous parlons d'un fait généralement observé et assez constant. Cette chaleur d'emprunt subsiste plus ou moins long-temps, laisse du bien-être, tranquillise les nerfs, modifie les pulsations, tempère ou accélère le mouvement sanguin, parfois provoque des sueurs, des évacuations, etc. Enfin, le magnétisme peut guérir en plus ou moins de temps, par séances périodiques, régulières, beaucoup de maladies ; mais on ne doit pas s'en servir dans celles où l'on a lieu de craindre une altération profonde d'un ou de plusieurs organes, des lésions au foie, au poumon, au péricarde, des hydropisies locales, la phthisie, la gastralgie provenant de squirrhe d'estomac. En général il accélère la mort quand le malade doit fatalement mourir, de même qu'il peut accélérer le retour à la santé quand il trouve à corroborer, vivifier, remettre en mouvement.

Parlons maintenant du somnambulisme.

La nature le produit. Tout le monde sait qu'il est des somnambules naturels, qui se conduisent dans l'obscurité la plus profonde, marchent et travaillent, lisent, écrivent, exécutent des travaux d'aiguilles, domestiques et autres. Eh bien! quelques personnes passent à cet état de somnambulisme par l'application du magnétisme animal.

Pour pouvoir nier le somnambulisme magnétique il faudrait nier et démontrer que le somnambulisme naturel n'existe pas, ce qui est tout simplement impossible. Or, si l'on est forcé d'admettre les cas de somnambulisme naturel , on est en conséquence forcé d'admettre aussi les particularités qui caractérisent cet état, savoir : leur vue dans l'obscurité, la faculté de se mouvoir, de travailler à des ouvrages minutieux, etc.

Il n'est pas bien facile d'expliquer comment a lieu le somnambulisme, cet état ne se peut donc analyser. Puis, il ne se montre pas toujours de la même manière, ne présente pas toujours les mêmes allures non-seulement dans des sujets différents, mais chez la même personne.

Pour rendre un peu sensible une explication des phénomènes somnambuliques, il faudrait refaire la base de la philosophie et de la psychologie; supposer, ce qui est du reste l'opinion de tous ceux qui ont étudié avec soin cet état singulier, que l'homme est une trinité au lieu d'être une dualité, et dire qu'il est intelligence, vie et corps. Que dans la vie ordinaire , et avec sa raison, il est toujours dans le champ des conjectures, sujet à l'erreur; que ses sens l'abusent continuellement, et quand la vérité lui est inspirée, il lui manque encore le discernement pour la reconnaître, et comme une pierre de touche pour l'éprouver que tel est, pour lui en dehors de ce qui est matériel et purement sensible, l'état de ses perceptions. Mais que dans le somnambulisme ce chaos se débrouille par la présence de l'intelligence, où ne régnaient que l'imagination et les vains raisonnements; alors tout s'explique. L'esprit humain sait tout ce qui peut intéresser l'être humain ; et cette condition , cette manière d'être somnambulique étant plus favorable à la communication, ou bien formant un rapprochement plus immédiat, il en résulte que nous avons plus souvent la vérité et une foule de facultés nouvelles par ce moyen.

Quant au somnambule il lui semble toujours faire usage de ses sens et de sa raison à la manière habituelle ; les témoins seuls peuvent juger de cet immense renversement ou rétablissement.

Autre part , dans un ouvrage encore manuscrit, nous avons expliqué et analysé ce phénomène. Le cadre de cet ouvrage ne nous permet pas de le faire ici ; mais qu'on se persuade bien que cette démonstration n'est pas impossible , si l'on veut bien se débarrasser de quelques erreurs de l'Ecole philosophique actuelle , qui n'est certainement pas le dernier mot de cette science , comme chacun en convient.

Nous ne faisons ici que constater le phénomène du somnambulisme, et cela nous suffit.

Ce que la nature produit , le magnétisme le produit aussi ! Mais que l'on observe bien que c'est toujours par le jeu de la nature, et en agissant comme elle, par elle , et en elle , en répétant son action, qu'on arrive à produire ce résultat; que c'est toujours elle qui agit en nous ; qu'il faut lui emprunter son élément dont elle ne se départit pas pour cela.

FIN.

www.ingramcontent.com/pod-product-compliance
Ingram Content Group UK Ltd.
Pitfield, Milton Keynes, MK11 3LW, UK
UKHW022046170726
13837UKWH00002B/815